ISPD

Peritonitis Guideline Recommendations:
2022 Update on Prevention and Treatment

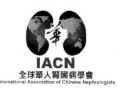

2022版国际腹膜透析学会腹膜透析相关性腹膜炎防治指南

原著者：Philip Kam-Tao LI 等

译　者：田　娜 等

审　核：中华医学会肾脏病学分会全体委员

中华医学电子音像出版社
CHINESE MEDICAL MULTIMEDIA PRESS

北　京

图书在版编目（CIP）数据

2022版国际腹膜透析学会腹膜透析相关性腹膜炎防治指南 / 李锦滔著、译；田娜等译.
— 北京：中华医学电子音像出版社，2023.8
ISBN 978-7-83005-312-3

Ⅰ.①2… Ⅱ.①李…②田… Ⅲ.①腹膜炎－防治－指南 Ⅳ.①R572.2-62

中国国家版本馆CIP数据核字（2023）第148117号

2022版国际腹膜透析学会腹膜透析相关性腹膜炎防治指南
2022BAN GUOJI FUMO TOUXI XUEHUI FUMO TOUXI
XIANGGUANXING FUMOYAN FANGZHI ZHINAN

译　者：	田　娜　等
策划编辑：	裴　燕
责任编辑：	张　宇
校　对：	张　麓
责任印刷：	李振坤
出版发行：	中华医学电子音像出版社
通信地址：	北京市西城区东河沿街69号中华医学会610室
邮　编：	100052
E-Mail：	cma-cmc@cma.org.cn
购书热线：	010-51322635
经　销：	新华书店
印　刷：	廊坊市佳艺印务有限公司
开　本：	210mm×285mm　1/16
印　张：	4.5
字　数：	85千字
版　次：	2023年8月第1版　2023年8月第1次印刷
定　价：	28.00元

原作者名单

（按原作者顺序排名）

Philip Kam-Tao LI   Kai Ming CHOW   Yeoungjee CHO

Stanley FAN   Ana E FIGUEIREDO   Tess HARRIS

Talerngsak KANJANABUCH   Yong-Lim KIM   Magdalena MADERO

Jolanta MALYSZKO   Rajnish MEHROTRA   Ikechi G OKPECHI

Jeff PERL   Beth PIRAINO   Naomi RUNNEGAR

Isaac TEITELBAUM   Jennifer Ka-Wah WONG   Xueqing YU

David W JOHNSON

译者名单

田　娜（宁夏医科大学总医院）

王梦婷（宁夏医科大学总医院）

李　璐（宁夏医科大学总医院）

陈　娜（宁夏医科大学总医院）

付丽娜（宁夏医科大学总医院）

吴丽华（宁夏医科大学总医院）

周启明（香港威尔斯亲王医院）

李锦滔（香港威尔斯亲王医院）

审核者名单

顾　问：余学清（广东省人民医院/中山大学附属第一医院）

组　长：陈江华（浙江大学医学院附属第一医院）

专家组（按姓氏汉语拼音排序）：

蔡广研（解放军总医院第一医学中心）

陈　文（海南省肿瘤医院）

陈　崴（中山大学附属第一医院）

陈江华（浙江大学医学院附属第一医院）

党宗辉（西藏自治区人民医院）

丁小强（复旦大学附属中山医院）

付　平（四川大学华西医院）

傅君舟（广州市第一人民医院）

郭志勇（海军军医大学附属长海医院）

韩　飞（浙江大学医学院附属第一医院）

郝传明（复旦大学附属华山医院）

何娅妮（陆军特色医学中心）

胡伟新（东部战区总医院）

胡　昭（山东大学齐鲁医院）

胡文博（青海省人民医院）

贾　强（首都医科大学宣武医院）

蒋更如（上海交通大学医学院附属新华医院）

蒋红利（西安交通大学第一附属医院）

焦军东（哈尔滨医科大学附属第二医院）

李　赟（江西省人民医院）

李德天（中国医科大学附属盛京医院）

李贵森（四川省人民医院）

李冀军（解放军总医院第四医学中心）

李荣山（山西省人民医院）

李文歌（中日友好医院）

李雪梅（中国医学科学院北京协和医院）

梁　敏（南方医科大学南方医院）

梁馨苓（广东省人民医院）

廖蕴华（广西医科大学第一附属医院）

林　珊（天津医科大学总医院）

林洪丽（大连医科大学附属第一医院）

刘必成（东南大学附属中大医院）

刘加明（石河子市人民医院）

刘章锁（郑州大学第一附属医院）

陆　晨（新疆医科大学第一附属医院）

伦立德（中国人民解放军空军特色医学中心）

毛永辉（北京医院）

倪兆慧（上海交通大学医学院附属仁济医院）

孙　晶（山东省立医院）

孙　林（中南大学湘雅二医院）

孙脊峰（空军军医大学第二附属医院）

童俊容（中国人民解放军南部战区总医院）

万建新（福建医科大学附属第一医院）

汪年松（上海交通大学附属第六人民医院）

王彩丽（内蒙古科技大学包头医学院第一附属医院）

王俭勤（兰州大学第二医院）

王晋文（昆明市延安医院）

吴广礼（中国人民解放军联勤保障部队第九八〇医院）

吴永贵（安徽医科大学第一附属医院）

邢昌赢（南京医科大学第一附属医院）

徐　钢（华中科技大学同济医学院附属同济医院）

许钟镐（吉林大学第一医院）

闫铁昆（天津医科大学总医院）

杨向东（山东大学齐鲁医院）

姚　丽（中国医科大学附属第一医院）

余学清（广东省人民医院/中山大学附属第一医院）

查　艳（贵州大学人民医院）

张　春（华中科技大学同济医学院附属协和医院）

张景红（海军第九〇五医院）

张克勤（重庆医科大学附属第二医院）

赵明辉（北京大学第一医院）

周巧玲（中南大学湘雅医院）

周晓玲（宁夏医科大学总医院）

庄永泽（中国人民解放军联勤保障部队第九〇〇医院）

邹洪斌（吉林大学第二医院）

前　言　一

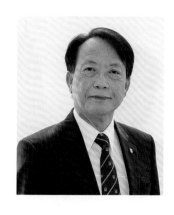

　　全球腹膜透析使用率在发展中国家和发达国家都有上升趋势。腹膜透析使用率增高的同时也需要更好的教育、培训和标准，以将腹膜透析护理的质量推向更高的水平。

　　腹膜透析相关性腹膜炎是腹膜透析的严重并发症，其预防和治疗对于降低患者的发病率和死亡率非常重要。国际腹膜透析学会（ISPD）2022年更新的预防和治疗指南有助于通过更好的管理、知识和教育来降低腹膜炎的发病率。更新的腹膜炎发病率目标应为每年不超过 0.40 次，这代表了全球腹膜炎发病率的改善。腹膜炎病例的减少有助于全球推广腹膜透析的优先政策。

　　全球华人肾脏病学会（IACN）很高兴与ISPD和中华医学会肾脏病学分会（CSN）合作出版本指南的翻译版本，并在"中华医学会肾脏病学分会2023年血液净化论坛"上将印刷本分发。这有助于向包括医生和护士在内的医务人员推广本指南，以帮助预防和治疗这种严重的腹膜透析相关并发症。翻译版的电子版也可在这三个学会的网站上查到，以方便世界各地的医护人员查阅及应用。

李锦滔

全球华人肾脏病学会会长

香港威尔斯亲王医院中文大学余宇康余雷觉云腹膜透析研究中心主任

2023 年 6 月

Preface One

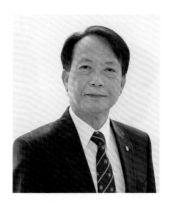

Around the world there is a trend to see PD utilization is on the rise in both developing and developed world. So such a general growth for PD also calls for bigger need for education, training and standards that would push the quality of PD care to a higher level.

Peritoneal dialysis (PD)-associated peritonitis is a serious complication of PD and prevention and treatment of such is important in reducing patient morbidity and mortality. The ISPD 2022 updated recommendations in prevention and treatment help to promote the knowledge and education in reducing peritonitis with better management. The new target recommended for overall peritonitis rate should be no more than 0.40 episodes per year at risk represents the global improvement of peritonitis rate. Such reduction of peritonitis has helped to promote around the world the PD first policy or PD favored policy.

The International Association of Chinese Nephrologists (IACN) is very glad to have this collaboration with International Society for Peritoneal Dialysis (ISPD) and Chinese Society of Nephrology (CSN) to publish this translated version of the guideline with printed copies to be distributed in the Blood Purification Forum of CSN. This helps to promote the guideline to the medical personnel including doctors and nurses to help to prevent and treat this serious PD related complications. The electronic version of the translation is also available in the website of the three organizations for easier access by health care professionals around the world.

Philip Kam-Tao LI

President, International Association of Chinese Nephrologists

Director, CUHK Carol & Richard Yu PD Research Centre, Department of Medicine & Therapeutics, Prince of Wales Hospital, Chinese University of Hong Kong, Hong Kong, China

June, 2023

前 言 二

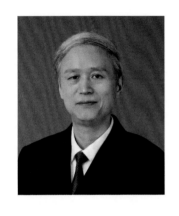

2023年7月，由国际腹膜透析学会（ISPD）、全球华人肾脏病学会（IACN）及中华医学会肾脏病学分会（CSN）共同指导，宁夏医科大学总医院肾脏内科承担翻译的《2022版国际腹膜透析学会腹膜透析相关性腹膜炎防治指南》（简称"《2022版指南》"）（中文版）将在"中华医学会肾脏病学分会2023年血液净化论坛"上发布，并由中华医学电子音像出版社正式出版。

国际腹膜透析学会在1983—2022年间共发布了8版腹膜透析相关性腹膜炎（PDAP）的防治指南，是指导全球腹膜透析医护人员如何进行腹膜炎防治工作的重要参考依据。《2022版指南》由ISPD前主席李锦滔教授和David W Johnson教授共同主持编写，并由世界各国腹膜透析专家组成指南编撰专家组，系统评价了当前国际上在PDAP管理方面所面临的问题及最新研究进展，经过专家组反复讨论修改，形成最新版指南，并于2022年正式发布。该版指南有15个方面的重要更新，涵盖PDAP相关的定义、评估指标、诊断、预防和治疗等各个方面的内容，引用了大量近年来最新的研究成果，包括多项来自中国学者的重要研究成果。

中国是目前全球腹膜透析人数最多的国家，具有地域广阔、医务人员不足、健康服务覆盖不均衡等特点，因此，腹膜透析是非常适合中国国情的肾脏替代治疗方式之一。但是腹膜透析质量受多种因素影响，其中PDAP是最重要的影响因素之一。在PDAP的防治实践中，拥有经过规范培训的团队、严格的技术标准及高质量的管理至关重要。对高质量临床实践指南的深入学习和实施能够促进对PDAP的管理。ISPD的PDAP防治指南从国际走向中国，被中国学者翻译成中文版本，特别有助于我国肾脏科，尤其是广大基层医疗单位的肾脏科，提高对PDAP的管理水平和质量。

在李锦滔教授的指导下，宁夏医科大学总医院肾脏内科团队承担了《2022版指南》的全文翻译工作，从分工初译、交叉校对到整体润色，历经数月。团队成员精益求精，付出大量的时间和精力，终于完成指南的全文翻译工作。团队凭借其丰富的腹膜透析临床实践经验和科学研究基础，出色地完成了翻译任务，并由中华医学会肾脏病学分会全体专家对译稿进行审阅。在此向所有参与翻译和审阅的专家表示衷心感谢！

为推进中文翻译版的广泛应用，中华医学会肾脏病学分会出资印刷《2022版国际腹膜透析学会腹膜透析相关性腹膜炎防治指南》（中文版）图书，免费分发给全国的一线医护人员阅读，希望本书能够成为广大腹膜透析工作者随手可查的实用参考用书，为促进腹膜透析治疗在我国的推广与规范而发挥重要作用。

陈江华

中华医学会肾脏病学分会主任委员

2023年6月

前 言 三

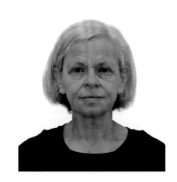

  感染的预防和治疗是提供成功腹膜透析的基石。国际腹膜透析学会的更新指南为感染管理的各个方面提供了基于实证的建议。不过，发布指南只是第一步，执行同样重要，这涉及翻译成不同的语言和方便腹膜透析团队使用。因此，《2022版国际腹膜透析学会腹膜透析相关性腹膜炎防治指南》中文翻译本的发布和向中国透析单位的分发是减少腹膜透析患者感染的关键一步。

Edwina Brown 教授

国际腹膜透析学会主席

英国伦敦帝国学院肾脏医学教授

2023年6月

Preface Three

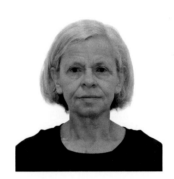

Prevention and management of infection is the cornerstone of providing successful peritoneal dialysis. The updated guidelines from the International Society for Peritoneal Dialysis provide evidence-based recommendations for all aspects of infection management. Publishing the guidelines, though, is only the first step; implementation is equally important. This involves translation into different languages and easy access for peritoneal dialysis teams. This publication of the Chinese translation of the *ISPD peritonitis guideline recommendations*: *2022 update on prevention and treatment* and distribution to dialysis units in China is therefore a key step in reducing the impact of infection for patients on PD.

Professor Edwina Brown

President of International Society for Peritoneal Dialysis

Professor of Renal Medicine, Imperial College London, United Kingdom

June, 2023

2022版国际腹膜透析学会腹膜透析相关性腹膜炎防治指南

【摘要】 腹膜透析（peritoneal dialysis，PD）相关性腹膜炎是PD的严重并发症，防治腹膜炎对减少患者的并发症和降低死亡率至关重要。近期国际腹膜透析学会（The International Society for Peritoneal Dialysis，ISPD）发布的《2022版国际腹膜透析学会腹膜透析相关性腹膜炎防治指南》（简称《2022版指南》）对难治性腹膜炎、复发性腹膜炎、腹膜炎相关导管拔除、腹膜炎相关转血液透析、腹膜炎相关死亡及腹膜炎相关住院等概念均赋以明确定义。提出了一些新的腹膜炎类型和预后概念，如PD前腹膜炎、肠源性腹膜炎、导管相关性腹膜炎及腹膜炎的临床治愈。新指南建议腹膜炎的总体发生率应低于0.40例次/风险年，单位时间内非腹膜炎占比应高于80%/年。对于PD系统污染的处理、侵入性操作的抗生素预防、PD培训与再评估，以及腹膜炎可预防的风险因素如豢养宠物、低钾血症、H_2受体拮抗剂等热点问题均在新指南中给予阐释。经验性抗生素的选择和使用剂量，以及针对特殊病原菌口服N-乙酰半胱氨酸辅助减轻氨基糖苷类药物耳毒性的新方法也在新指南中进行了介绍。最后，指南建议了未来腹膜炎防治的研究方向。

【关键词】 指南；ISPD；腹膜炎；预防；治疗

一、《2022版指南》更新内容

1.修订并明确了难治性腹膜炎、复发性腹膜炎、腹膜炎相关导管拔除、腹膜炎相关转血液透析、腹膜炎相关死亡及腹膜炎相关住院的定义。

2.腹膜炎的新分类定义包括PD前腹膜炎、肠源性腹膜炎、导管相关性腹膜炎及临床治愈。

3.修订更新有关PD起始前及起始后腹膜炎发生率的计算和报告。

4.总体腹膜炎发生率、无腹膜炎患者比例和培养阴性腹膜炎的新靶目标。

5.关于PD系统污染处理的修订建议。

6.对侵入性操作进行预防性抗生素治疗的修订建议。

7.有关PD培训与再评估的修订建议。

8.有关PD患者豢养宠物的新建议。

9.对于可纠正的腹膜炎危险因素（低钾血症、H_2受体拮抗剂）的建议。

10.腹膜炎诊断技术的新进展。

11.经验性抗生素选择及使用剂量的更新建议。

12.关于N-乙酰半胱氨酸可辅助减轻氨基糖苷类药物耳毒性的新建议。

13.自动化腹膜透析（automated peritoneal dialysis，APD）患者腹膜炎的治疗问题。

14.修订了关于难治性腹膜炎的拔管建议，如果PD透出液中白细胞计数在降低并趋于正常，即使超过5天仍可继续观察，而不是在第5天透出液还没有彻底清亮就强制拔管。

15.更新了对特定病原菌，包括凝固酶阴性葡萄球菌、棒状杆菌、肠球菌、假单胞菌、不动杆菌、寡养单胞菌、非结核分枝杆菌的治疗建议。

二、前言

腹膜透析相关性腹膜炎是PD的严重并发症[1, 2]，对于包括患者、护理人员、临床医师、研究人员和政策制定者在内的所有利益相关者来说都是一个至关重要的结局[3]。腹膜炎会导致医疗资源消耗增加，与此相关的损害包括疼痛、治疗费用增加、转换到血液透析、死亡，此外，还可导致腹膜的改变和粘连，使PD治疗的长期性受到挑战[4-7]。

继1983年、1993年、1996年、2000年、2005年、2010年、2016年国际腹膜透析学会发布《腹膜透析相关性腹膜炎的防治指南》之后[8-13]，2022年3月，工作组再度更新了第8版新指南。新指南内容共分为五部分，即腹膜透析相关性腹膜炎（以下简称"腹膜炎"）的定义和处理流程、腹膜炎的预防、腹膜炎的初始和后续治疗、腹膜炎治疗效果的监测（包括导管拔除的指征和腹膜炎后重返PD的指征）及PD未来的研究方向。

这些建议是基于循证的证据，如果有多份相关临床报告，委员会将采纳最新出版报告的研究结果。一般来说，本指南遵循推荐的评估、发展和评价系统等级体系（grades of recommendation assessment，development and evaluation system）对临床指南报告的证据等级进行分类。在每个建议中，建议的强度表示为1级（推荐）、2级（建议）或未分级。支持证据的质量表示为A（高质量）、B（中等质量）、C（低质量）或D（极低质量）。与治疗有关的建议不能不加区别地实施，可根据当地情况进行适应性调整，如感染模式、致病性微生物和微生物耐药性。负责儿科PD患者的临床医师应参考儿科PD患者导管相关感染和腹膜炎预防和治疗的最新共识指南[14]。

三、腹膜炎的定义与处理流程

（一）定义

腹膜炎预后及治疗的标准化定义对于评价其干预治疗效果至关重要，也有助于推进PD治疗的标准化，以解决实践中的各种问题。一篇系统综述对77项研究（含3项随机对照试验）进行回顾性分析的结果显示，腹膜炎的定义变异性很大，例如，29%的研究没有描述其使用的腹膜炎定义，42%的研究修改了ISPD推荐的腹膜炎的诊断标准。预后结局的报告（如腹膜炎发生率、腹膜炎相关死亡）也存在很大的差异[15]。另一篇系统综述中，59个PD相关感染的临床研究包含了383个不同的预后指标[3]，腹膜炎的定义可以依据病因、与出口部位/隧道感染的关系、与既往感染发生及预后的时间关系进一步分类。

1.腹膜炎　推荐腹膜炎的诊断应当至少具备以下3种情况中的2种。

（1）具备腹膜炎的临床特征，即腹痛和/或透出液混浊。

（2）透出液中白细胞计数＞100/μl或＞0.1×10^9/L（至少留腹2 h后），其中多形核白细胞（polymorphonuclear leukocyte，PMN）比例＞

50%。

（3）透出液细菌培养阳性（1C）。

2.特殊病因的腹膜炎

（1）推荐应给出腹膜炎的病原菌诊断（如金黄色葡萄球菌性腹膜炎，1C）。

（2）建议将培养阴性腹膜炎定义为依据上述腹膜炎诊断标准符合（1）和（2）点，但透出液细菌培养阴性（未分级）。

（3）建议将导管相关性腹膜炎定义为与导管感染（包括出口部位或隧道[16]）同时发生（3个月内）的腹膜炎，且致病菌与出口部位/隧道致病菌相同，或使用抗生素后，PD液或采样部位培养阴性（未分级）。

（4）建议将肠源性腹膜炎定义为由肠源性因素引起的腹膜炎，包括炎症、穿孔或腹腔内脏器缺血。如果这种类型的腹膜炎病原菌培养阴性，建议将其分类/记录为肠源性腹膜炎，而不是培养阴性腹膜炎（未分级）。

腹膜炎的病因可依据机体或伴随事件（如隧道感染）进行大致划分，以指导治疗。当透出液培养未发现病原微生物时，诊断为培养阴性腹膜炎[11]。所有符合ISPD腹膜炎诊断标准的培养阴性腹膜炎病例都应计入腹膜炎统计。培养阴性腹膜炎可分为感染性或非感染性。前者可由以下情况导致：在近期使用抗生素、样本收集或培养方法不得当或对生长缓慢的非典型病原体（如分枝杆菌、真菌）分类错误；后者包括嗜酸性或化学性（如艾考糊精）腹膜炎，其白细胞计数中中性粒细胞的升高并不突出[11]。血性PD液的特征是透出液中以红细胞为主，不应与腹膜炎相混淆。

PD导管相关感染，如出口部位和隧道感染，与腹膜炎的关系是明确的[17, 18]。导管相关性腹膜炎如果同时发生出口部位和/或隧道感染，则诊断的准确性较高。或者，由于近期因治疗初始感染而使用抗生素时，导管相关性腹膜炎的一个部位（如出口部位或PD透出液）培养可能为阴性。然而，目前尚无数据可用于作为导管相关性腹膜炎确切时间的诊断标准[19]。一项对962例PD患者的对照研究表明，比较细菌性出口部位感染后的3个月、6个月和9个月，腹膜炎更有可能发生在3个月时，且为同一病原体感染［比值比（OR）$_{3个月}$＝2.00，95% 置信区间（CI）1.15～3.47，P＝0.01］，尤其是革兰氏阳性菌（$OR_{3个月}$＝2.27，95%CI 1.19～4.31，P＝0.01；$OR_{9个月}$＝1.91，95%CI 1.29～2.83，P＝0.001）[17]。

肠源性腹膜炎（如绞窄性肠炎、缺血性结肠炎、阑尾炎）诊断困难，容易延误治疗，从而升高了约50%的发病率和死亡率[20, 21]。如存在多种细菌，特别是同时存在革兰氏阳性菌和革兰氏阴性菌，应高度疑诊为肠源性腹膜炎。但这仅在不足20%的肠源性（有时被称为"外科源性"）腹膜炎中被报道[20, 22]。如果存在连续的、非感染性的炎症反应累及腹膜（如胰腺炎），肠源性腹膜炎的细菌培养可为阴性[23]。

3.特定时间的腹膜炎

（1）PD前腹膜炎（PD治疗起始前）

1）建议将PD前腹膜炎定义为PD导管置管术后到PD治疗起始前发生的腹膜炎。PD治疗起始定义为开始长期规律PD治疗的第一次PD换液（即患者在医院或在家中开始长期持续PD治疗的第一天）。用于维护PD导管通畅而进行的间断冲洗不属于PD治疗起始（未分级）。

2）用于PD治疗前腹膜炎发病率的报告，风险时间从PD导管置入到PD治疗起始或PD导管移除

或死亡，以首先发生者为准（未分级）。

（2）PD相关性腹膜炎（PD治疗开始之后）：建议报告标准化PD相关性腹膜炎的发生率，PD相关性腹膜炎风险时间从PD治疗起始并持续治疗之日计算（即患者在医院或在家中开始长期持续PD治疗的第一天，以先发生者为起算日），不论治疗场所是居家、医院或养老院，也不论由谁进行PD换液操作（未分级）。

（3）PD置管相关性腹膜炎：建议将PD置管相关性腹膜炎定义为发生在PD导管置入后30天内的腹膜炎（未分级）。

发生在PD培训前的腹膜炎是一个容易被忽视的问题。大多数单位，包括数据登记部门，只记录患者开始PD治疗后发生的腹膜炎。据中国香港的一项观察性研究报道，在1252例新开始PD的患者中，培训期腹膜炎的发生率为4.2%[24]。另一项来自德国的长期研究证实，如果在完成PD培训前发生腹膜炎的风险未被统计，那么腹膜炎的发生率将被低估0.03次/患者年[25]。

根据ISPD《关于在成人患者中建立和保持最佳腹膜透析通路的指南》[26]，PD置管相关性腹膜炎定义为发生在PD导管置入后30天内的腹膜炎，应小于总PD导管置入数量的5%（表1）。

表1 腹膜炎相关结局的定义

结　局	定　义
临床治愈	腹膜炎完全治愈，且无以下任何一种并发症的发生：腹膜炎复发/再发、导管移除、转血液透析≥30天或死亡
难治性腹膜炎	合适的抗生素治疗5天后，仍有持续性PD液混浊或持续性透出液白细胞计数＞100×10⁹/L
再发性腹膜炎	上一次腹膜炎治疗结束后（定义为最后一次灌注抗生素）4周内再次发生的腹膜炎，但致病菌不同
复发性腹膜炎	上一次腹膜炎治疗结束ᵃ后4周内同一病原体或培养阴性腹膜炎（即腹膜炎结束后4周内出现同一病原体引起的腹膜炎，或一次培养阴性的腹膜炎结束后4周内出现特定病原体引起的腹膜炎，或特定病原体引起的腹膜炎结束后4周内发生培养阴性的腹膜炎）
重现性腹膜炎	上一次腹膜炎治疗结束ᵃ后4周之后再次发生，致病菌相同
腹膜炎相关导管移除	作为活动性腹膜炎治疗的一部分，移除PD导管
腹膜炎相关转血液透析	作为腹膜炎治疗的一部分，在治疗的任一时间内从PD转为血液透析
腹膜炎相关死亡	腹膜炎发生后30天内的死亡或因腹膜炎入院在住院期间死亡
腹膜炎相关住院	因腹膜炎发生而需要入院以进行腹膜炎治疗的住院事件

注：PD.腹膜透析。

ᵃ治疗结束定义为最后一次灌注抗生素。

4.有关腹膜炎预后的定义　推荐使用表2中与腹膜炎结局相关的指标来评估腹膜炎的预后（未分级）。记录所有与腹膜炎相关的预后。

（二）腹膜炎的测量、监测和报告

1.建议PD中心每年至少监测一次腹膜炎的发病率和结局（1C）。

2.建议监测的参数应包括首次PD相关性腹膜炎发生率、特定病原菌性腹膜炎发生率、病原菌的抗生素敏感性、培养阴性腹膜炎和腹膜炎结局（1C）。

3.建议还应监测和报告其他腹膜炎参数，包括首次腹膜炎发生的平均时间（从首次PD开始治疗的第一天计算）、单位时间内无腹膜炎患者的百分比（应＞80%/年）及PD前腹膜炎（2C）。

4.建议腹膜炎的发生率应以"例次/风险年"来报告（未分级）。

5.建议特定病原菌腹膜炎的发生率应以绝对值率报告，即每年的发作例次（未分级）。

6.建议总腹膜炎发生率不应超过0.40例次/风险年（1C）。

7.建议除了以次/患者年报告腹膜炎的发生率，还应报告单位时间内培养阴性腹膜炎的百分比（未分级）。

8.建议培养阴性腹膜炎的比例应低于总腹膜炎发生例次的15%（1C）。

所有PD患者应定期监测腹膜炎的发生率作为持续质量改进（continuous quality Improvement, CQI）的一部分[27]。采用标准化指标评估预后对于监测腹膜炎的进展至关重要。腹膜炎发生率的计算方法为腹膜炎发生次数除以患者风险年（即持续开始PD后的治疗年数），报告为例次/风险年。为了计算腹膜炎发生率，PD起始时间被定义为开始连续性PD治疗的第一天（即计划长期持续PD治疗的患者在医院或在家中进行PD培训或治疗的第一天），不包括置管术后的间断冲管。计算患者风险年应包含所有情况，如患者因无法自行操作PD换液而住院。所有后续反复发生的复发性腹膜炎都应被视为是初次感染的延伸，因此，只有初次发生的感染才可以计入腹膜炎的发生次数。住院期间，护士、患者或护理人员进行PD操作时发生的腹膜

表2　腹膜炎的评估和报告

	测量单位	最低频率	靶目标
腹膜炎发生率（总发生率及病原体特异性腹膜炎发生率）	次/患者年	每年	＜0.40次/患者年
培养阴性腹膜炎	占所有腹膜炎发生例次的百分比（%）	每年	低于所有腹膜炎发生例次的15%
首次腹膜炎发生时间	首次腹膜炎发生的平均时间	季度（内部报告）	—
单位时间内无腹膜炎患者比例	单位时间内无腹膜炎患者的百分比（%）	季度（内部报告）	＞80%/年
PD前腹膜炎	占所有腹膜炎发生例次的百分比（%）	季度（内部报告）	—
PD导管置入相关性腹膜炎	占所有PD导管置入的百分比（%）	季度（内部报告）	—
临床治愈	占所有腹膜炎发生例次的百分比（%）	季度（内部报告）	—
复发性腹膜炎	占所有腹膜炎发生例次的百分比（%）	季度（内部报告）	—
再发性腹膜炎	占所有腹膜炎发生例次的百分比（%）	季度（内部报告）	—
腹膜炎相关导管移除	占所有腹膜炎发生例次的百分比（%）	季度（内部报告）	—
腹膜炎相关转血液透析	占所有腹膜炎发生例次的百分比（%）	季度（内部报告）	—
腹膜炎相关死亡	占所有腹膜炎发生例次的百分比（%）	季度（内部报告）	—

注：PD.腹膜透析；—.无数据。

炎*[28]也应被记录，在计算腹膜炎的发生率时，为了提高质量，最好对此类腹膜炎进行特别标记和描述。

近期，一项研究提出了另一种计算腹膜炎发生率的简化公式，其中作为分母的患者年被每年年初时风险暴露的患者的平均数所替代[29]。尽管在分析澳大利亚、新西兰和法国的登记数据时，证实了这一简化公式与"金标准"是总体一致的，但仍建议将运用"金标准"的方法计算腹膜炎的发生率（即发生例次/风险年）作为标准化方法。另一原因是简化方法的准确性因中心的特征不同而不同（例如，在较小的中心或在一年内迅速或不平衡地退出或增加患者的中心，准确性较低）。此外，这一简化公式验证时间短于1年，而且尚未在澳大利亚、新西兰和法国以外的地区验证。

在全球范围内，不同国家报告的PD中心腹膜炎的发生率差异高达20倍[30]。PD预后与实践模式研究（PD outcomes and practice patterns study，PDOPPS）报告了所参与的各PD中心腹膜炎总体发生率的差异（来自7个国家209家机构的7051例成人PD患者），由美国的0.26次/患者年（95% CI 0.24～0.27）到泰国的0.40次/患者年（95%CI 0.36～0.46）[31]。中国的一些PD中心，腹膜炎的发生率低至（0.16～0.20）次/患者年[32-34]。一项基于33个国家登记的随机效应Poisson模型的系统回顾显示，1992—2019年，腹膜炎的发生率由0.60次/患者年稳步下降至0.30次/患者年[35]。因此，我们建议腹膜炎的总体发生率应＜0.40次/患者年。这是对2016年指南中提出的0.50次/患者年标准[13]的进一步提高。从全球的登记和研究报告数据整体来看，这是一个可实现的标准，也应作为降低全球腹膜炎发生率的目标。

除了总腹膜炎发生率，定期监测特定病原菌性腹膜炎和相应的抗生素敏感性有助于指导当地恰当

的经验性抗生素治疗方案。据报道，培养阴性腹膜炎占所有腹膜炎的13.4%～40.0%[36-38]。如此大的差异性主要是由于微生物分离的定义和技术的差异所致。现已证实，将PD透出液经过正确取材离心后的沉淀物直接接种到培养瓶中能最有效地检出腹膜炎的致病性微生物[39]。培养阴性腹膜炎的发生率报告方式应该为其占所有腹膜炎发生例次的百分比。建议培养阴性腹膜炎的比例应低于所有腹膜炎发生例次的15%。

我们还建议了PD中心报告腹膜炎的评估指标单位和其他参数，包括首次腹膜炎发生的平均时间（从PD培训/起始治疗的第一天计算），单位时间内无腹膜炎患者的百分比（＞80%/年）和PD前腹膜炎（发作次数/年）。腹膜炎相关死亡也可以在中心收集，具体定义见表1[5]。这些附加的结局可以每月或至少每季度在中心收集和报告，以指导实践（表2）。

四、腹膜炎的预防

（一）导管置入

建议在置入导管前即刻使用全身性抗生素（1A）。

2019年ISPD指南中已详细介绍了PD导管置入的推荐意见[26]。有4个随机对照研究分别在围手术期预防性静脉使用头孢呋辛[40]、庆大霉素[41]、万古霉素[42]和头孢唑林[41, 42]，与未使用抗生素比较，总体认为围手术期使用抗生素是获益的，但是对出口部位/隧道感染风险的影响尚不明确[43]。尽管一代头孢菌素的作用较万古霉素弱[42]，但考虑到万古霉素的耐药问题，一代头孢菌素仍被普遍采用。PD患者预防性抗感染的药物选择应考虑其当地抗生素的耐药谱。没有证据表明需要在PD置管前常规筛查和根除局部携带的金黄色葡萄球菌（如鼻腔内使用莫匹罗星）。

（二）出口部位护理

关于出口部位护理预防腹膜炎的发生，具体描述应参考ISPD的另一指南[16]。目前，尽管国际各中心做法不同，但仍建议导管出口部位局部使

---

*2022 ISPD 指南发布后的附加信息：住院期间发生的PD相关性腹膜炎与预后较差相关，包括较低的初级医疗治愈率和较高的死亡率。最近发表的一项研究对住院期间发生的371例腹膜炎的回顾[28]（在因其他原因入院的患者中）显示，头孢他啶耐药细菌分离株的发生率更高、结果更差。我们不确定更广谱的抗生素治疗（就像治疗医院获得性肺炎的常用方法一样）是否更适合治疗医院获得性腹膜炎。

用抗生素软膏或药膏[44]。PD导管妥善固定和避免出口部位的机械压力可能有助于降低出口部位感染率[45]。及时治疗导管及隧道感染可以有效减少继发性腹膜炎的发生风险[16-18]。

（三）腹膜透析系统的污染

1.建议如果在换液过程中发生污染，应立即求助于治疗小组（未分级）。

2.建议在PD系统发生湿污染后预防性使用抗生素以预防腹膜炎的发生（2D）。

应告知PD患者在换液过程中如违反无菌原则应立即联系其所在透析中心寻求指导。当患者报告换液过程中出现污染时应区分"干污染"（指污染发生在PD系统关闭的状态下，如蓝夹子夹闭的远端处于未连接状态）还是"湿污染"（指污染发生在PD系统开放的状态，如污染的腹透液灌入腹腔或灌液后持续一段时间未关闭系统）。湿污染如透析液包装渗漏、近端管路渗漏或破损、违反无菌操作原则或在PD换液过程中触碰导致污染。只有在湿污染后才建议预防性使用抗生素[46, 47]。如果不能确定在污染过程中管夹是开放的还是关闭的，应考虑为湿污染。常见的处理方法是更换无菌短管。在湿污染发生后应尽快取PD液送检细胞计数及细菌培养[47]。在热带地区，导致腹膜炎的生物菌谱更为广泛[48]。

一项纳入了548例PD患者的回顾性研究表明，接触污染导致的腹膜炎发生率较低（3.1%），湿污染引起的腹膜炎也仅有5.6%。大多为凝固酶阴性葡萄球菌或培养阴性的感染[46]，而且在预防性使用抗生素后风险显著降低。但目前还没有标准的预防性抗感染方案。

尽管曾使用短期喹诺酮类药物的方案[46]，但是目前除非没有其他选择，美国食品药品监督管理局（Food and Drug Administration，FDA）不鼓励使用该类药物[49]。腹腔注射一剂头孢唑林是合适的选择。

（四）侵入性胃肠道操作和妇科手术

1.建议在进行肠镜检查（2C）及侵入性妇科检查（2D）前预防性使用抗生素治疗。

2.建议在进行内镜胃肠手术和侵入性妇科手术

前放空PD液保持干腹状态（2D）。

PD患者腹膜炎多发生在胃肠道内镜检查和侵入性或外科性妇科手术过程中（如胃镜、结肠镜、宫腔镜）[50-57]。据报道，使用内镜或器械进行侵入性妇科操作后腹膜炎发生率最高在26.9%～38.5%[57, 58]。未在结肠镜检查前预防性抗感染导致的腹膜炎发生率为3.4%～8.5%[55, 56]。PD患者在胃镜检查后腹膜炎的发生率为1.2%～3.9%[58, 59]。

由于骨盆和腹腔的解剖距离较近，所以对PD患者进行侵入性或器械性妇科手术操作容易引发腹膜炎。在报道的病例中最常见的细菌病原体是链球菌，其次是大肠埃希菌、肠球菌、葡萄球菌，少见念珠菌[57]。支持预防性抗感染的数据来源于两个小样本的回顾性研究[57, 58]。一项纳入18例PD患者的26次妇科手术的回顾性研究中，11例次术前预防性使用抗生素的手术中未发生腹膜炎，而在没有术前预防性抗感染的手术中，腹膜炎发生率为47.0%[57]。与早期的报道结果相似，即预防性使用抗生素后腹膜炎发生减少，但差异无统计学意义：在4例预防性使用抗生素的患者中无腹膜炎发生，没有使用抗生素的PD患者腹膜炎发生率为55.6%[58]。由于证据有限，目前还没有关于抗生素选择和给药途径的标准化建议。但是，合理的治疗方案应该涵盖女性生殖道上段分离出的革兰氏阳性及阴性（需氧和厌氧）菌。例如，在术前静脉使用头孢唑林或头孢曲松或口服头孢氨苄500 mg/d，持续3天[57]。

结肠镜后发生的腹膜炎病例中超过一半是由大肠埃希菌引起的[55, 60]。在一项单中心研究中，对77例持续不卧床腹膜透析（continuous ambulatory peritoneal dialysis，CAPD）患者进行了97次结肠镜操作，18次预防性抗感染病例中无腹膜炎发生，而在未使用预防性抗感染的患者中6.3%[50]发生了腹膜炎。另一项对236例结肠镜检查的多中心研究结果与其相似，在该研究中检查前接受预防性抗感染的65例患者均未发生腹膜炎，而没有预防性抗感染的患者腹膜炎发生率为3.8%[55]。此外，一些治疗过程，如内镜下息肉切除及黏膜切除均可引发腹膜炎[55, 60]。基于目前的临床研究，尚不能得出结肠镜检查后使用的抗生素可以预防腹膜炎发生的结论。唯一一个

RCT研究来自沙特阿拉伯的单中心，作为术前预防纳入了93例近12个月内未发生腹膜炎的APD患者，使用1 g头孢他啶，腹膜炎发生率分别为使用组6.5%、不使用组8.5%（$P=0.27$）[56]。预防性静脉注射抗生素，可选择的包括头孢菌素（如头孢曲松或头孢他啶）、阿莫西林-克拉维酸钠、氨苄西林-舒巴坦、氨苄西林加氨基糖苷类药物[50, 58]，这些抗生素可以覆盖上述大部分结肠镜后腹膜炎的病原菌。有趣的是，最近的一项案例报道了49例PD患者在肠镜检查前1～2小时口服氨苄西林1000 mg、环丙沙星500 mg和/或甲硝唑250 mg，术后无腹膜炎发生[61]。在进行结肠镜、宫腔镜检查前须放空PD液保持干腹状态[62]。在结肠镜检查前排空腹腔是为了增强宿主的防御能力[63]，因为腹膜巨噬细胞的吞噬功能和多形核细胞的功能会因为透析液的存在而受到抑制[64]。此外，高容量体积会因为破坏体积－表面积的比例而影响细菌的杀灭效率[65]。

PD患者在胃镜检查后发生腹膜炎的风险更不确定。除了病例报道[66, 67]和一个小样本案例系列外[58]，一项对216例腹膜炎患者的408次胃镜检查的单中心观察性研究显示，内镜检查后1周内腹膜炎的发生率为3.9%[59]。年龄和内镜活检的次数是腹膜炎的预测因素。16例腹膜炎中1/4是多种病原体引起，通常是由肠道来源或口腔的病原体引起，如链球菌[59]。尽管PD患者在胃镜检查前使用预防性抗生素的证据尚不足，但该研究证实，在调整了混杂因素后，胃镜检查后7天内使用抗生素，发生腹膜炎的概率较低[59]。

（五）培训方案

1.建议最佳的PD培训计划的特点（培训的方式、时间、地点、持续时间及由谁实施）尚无定论（2C）。

2.建议定期重新评估和更新PD换液操作和相关知识，重点是直接考查PD的操作技术（1C）。

另一部分ISPD指南已叙述了PD培训的实践做法，在培训者和培训项目的准确阶段应参考这一指南[68, 69]，每个PD项目在准备培训师和进行PD培训的具体课程时应参考该指南。但是关于培训的时长、如何培训等相关证据有限。在透析结果和实践模式研究（peritoneal dialysis outcomes and practice patterns study，PDOPPS）中，统计分析了7个国家120家机构的培训实践，发现机构与机构之间的培训差异非常大，而培训开始的时机、培训的时长、再评估的方法和场所与腹膜炎的风险均无显著相关[70]。综上所述，应结合各地的情况和患者的具体需求提供灵活的培训方案。此外，远程学习和监控系统的使用越来越多，结合线上视频材料的综合培训项目已经发展起来，而且被证实可降低腹膜炎的发生率[71]。另外，一项单中心研究显示，患者与诊室随访间隔大于2个月与较高的腹膜炎发生率相关[72]。

从本质上讲，所有PD培训者都应该具有足够的理论知识储备来实施培训和继续教育，并在此过程中提高培训技能。每个培训方案都应该有一套完整的课程，结合患者的个人学习特点，培训其操作程序、PD理论及自我护理。最后必须在培训结束时考核患者的操作技能。

在PD培训完成后，患者开始居家PD，PD护士的家访往往有助于及时发现患者换液操作流程、是否遵循无菌原则，以及其他包括环境及不良行为习惯等增加腹膜炎风险的问题。观察性研究显示，在儿童[73]和成人[74]PD患者中，家访与较低的腹膜炎发生率相关，但尚未达到显著差异。另一项登记数据显示护士在PD前家访与低的腹膜炎发生率呈独立相关[75]。

除了初始培训外，复习巩固PD操作方法和再培训在减少错误操作方面起着重要作用[76]。既往研究表明，换液规范的依从性与腹膜炎发生率明显相关[76]，即使在新型冠状病毒大流行期间个人卫生意识增强也是如此[77]。再培训的目的就是要纠正一些患者操作走捷径或偏离最初培训时的标准操作步骤的行为。一项观察性研究发现，在开始PD 6个月后，到大约1年的时间，患者在换液过程中开始偷懒，如改变标准操作方式、未能严格遵循手卫生及无菌操作原则[78]。尽管文献中经常使用"再培训"一词，但医护人员应该注意到这个词隐含的负面含义。应强调更新知识和技术可从中获益。通过PD护士或专业人员进行家访，来确定哪些患者需要进行再培训[76]。表3中列出了再培训的其他指征[68, 79]。当然，当PD操作的设备发生改变时，所有患者都要进行再培训。随着一些随机对照试验研究的完成，PD再培训有了更多的临床证据[80-82]。虽然再培训的最佳时机和频率仍不确定，但一项随机对照研究结果强烈提示应高频率地实施居家PD再培训。与53例接受传统再培训的腹膜炎患者（开始透析后2个月内进行2次家访）相比较，这项研究中随机接受频繁再培训的51例患者（2年内每1～3个月定期重复家访）出口部位感染和腹膜炎发生率明显低于前者[80]。此外，亚组分析显示，60岁以上的患者首次发生腹膜炎更少[80]。另一个样本量较大的随机对照试验没有得到相同的结论，该试验针对的是PD知识考核和技能评估不合格的PD患者进行再培训[81]。此外，有人提出，PD操作技术的现场评估比理论测试更重要，因为在医护人员发现之前，患者可能没有意识到他们在PD过程中的不规范操作。支持的证据来自一项临床试验，强调了对患者操作进行现场评估的重要性，该试验将发生腹膜炎的患者随机分配到通过操作考核、口头教育或常规护理进行再培训[82]。口头教育组每2个月使用检查表进行再培训，重点在于理论知识，没有降低腹膜炎的风险；而操作检查组每2个月进行再培训，重点是护士检查PD操作技术，其首次非肠道腹膜炎的风险明显较低[82]。换句话说，最有效的学习方式是立即反馈并纠正患者操作步骤中的问题。

表3　再培训的指征

· 住院时间延长
· 腹膜炎和/或导管感染后
· 操作灵活性、视力或智力发生改变
· 透析液及耗材供应商或连接系统改变
· PD换液的操作者改变
· PD治疗中断一段时间（如临时转为血液透析治疗）

注：PD.腹膜透析。

（六）家养宠物和动物传染病

1.建议PD患者如果饲养家养宠物需要采取更多的预防措施以预防腹膜炎（1C）。

2.建议禁止宠物进入PD换液操作的房间，以及透析管路、装备和机器存放的房间（2A）。

培训和家访PD患者时，或在诊断出腹膜炎由人畜共患病的少见病原体所致后，应询问宠物的情况，因为此类腹膜炎的发生可能与密切接触宠物相关[83, 84]。文献中已经报道了40多例与猫相关的巴氏杆菌属引发的腹膜炎[85]。尽管被称为"猫咬伤性腹膜炎"[86]，但在许多家畜和野生动物（包括狗和仓鼠）的上呼吸道和口腔中都发现了需氧革兰氏阴性巴氏杆菌属。当与动物直接接触时，无论是与PD设备或患者的密切接触或咬伤、抓伤，都可能导致PD相关性腹膜炎。在猫身上，包括在猫的爪子上，巴氏杆菌的定植率较高[87]。其他与猫有关的病原体包括犬嗜二氧化碳噬细胞菌和奈瑟菌属[83, 88]。与猫有关的腹膜炎在APD患者中发生的频率高于CAPD患者，这可能是由于APD需要更长的管道或更久的设备环境接触时间。循环管路随着循环泵的动力而移动是另一种刺激，可能会诱使猫玩弄仪器。此外，猫喜欢循环器热板的温暖，可能会躺在透析机上[85]。

应该强调的是，在APD患者睡眠中，当动物咬伤或抓伤管路时，会对PD导管造成隐性的损害，而且这种损害可能不会被觉察到。因为与PD管路的完全撕裂相比，这种小针孔状损伤很难被发现，直到发生PD液渗漏。在居家饲养宠物（包括猫、仓鼠和鹦鹉）的PD患者中，已经有这种轻微损伤但后果严重的报道[86, 88-93]。

由于主人和家养宠物之间建立了亲密的关系，而且可能因情感和生活质量方面的获益，因此，不可能完全禁止饲养宠物。单中心调查显示，约1/5的PD患者饲养宠物[94]。为了最大限度地减少宠物相关性腹膜炎的风险，PD患者应在操作前和接触宠物前后严格洗手，并保证家庭环境的卫生。要严格避免宠物接近透析设备，在透析治疗过程中，不应允许宠物进入房间。

（七）其他可逆转的风险因素

1.建议避免和治疗低钾血症可以降低腹膜炎的风险（2C）。

2.建议避免或限制使用H_2受体拮抗剂可以预防肠源性腹膜炎（2C）。

前文已述PD腹膜炎的可逆转危险因素。研究方法之一是开展大型国际队列研究，如PDOPPS，以统一方式收集详细信息[31, 70, 95, 96]。PDOPPS的结果集合了多国、多中心的腹膜炎危险因素及预后数据，证据等级较高，但需要进一步的前瞻性干预研究来验证因果关系。

据报道，胃肠道问题，如便秘和肠炎，可导致肠源性腹膜炎[97]。PDOPPS还报道了胃肠道出血是腹膜炎发生的高危因素[31]。此外，低钾血症与更高的肠源性腹膜炎风险相关[98]。PDOPPS中来自7个国家的数据显示，在调整混杂因素后，持续4个月的低钾血症可使腹膜炎发生率升高80%，其中导致严重腹膜炎的致病菌大多是革兰氏阳性菌及培养阴性菌[95]。这与巴西的另一项倾向匹配评分研究结果一致，低钾血症与较高的感染相关死亡率与腹膜炎风险相关[99]。除了低钾血症的程度外，低钾血症的持续时间也与PD患者腹膜炎发生风险相关[100]。尽管尚无有力证据表明通过治疗低钾血症*[101]、便秘或肠胃炎可以降低腹膜炎的风险，但这些在PD过程中很常见的问题本应及时处理。基于对PD患者低钾的观察和机制性研究，低钾血症的主要原因是膳食钾摄入量低，而不是钾排泄增加或细胞内转移增加[102, 103]。建议进行饮食干预以减轻低钾血症。来自单中心研究的观察数据表明，经常使用乳果糖与较低的腹膜炎发生率相关[104]。然而，与番泻叶相比，乳果糖降低腹膜炎发生率的益处尚未在单中心随机对照试验中得到证实[105]。

有新的数据表明胃酸抑制剂，尤其是H_2受体拮抗剂，是PD患者肠源性腹膜炎的一个可改变的危险因素。在119例使用H_2受体拮抗剂PD患者的观察队列研究中，肠源性腹膜炎的发生风险为1.67（95%CI 1.02～2.80）。H_2受体拮抗剂使用者中感染死亡率的升高也进一步支持了此观点[106]。然

而，与质子泵抑制剂相关的腹膜炎鲜有报道[107-109]。在胃镜检查后的一系列腹膜炎病例中也有类似的发现，即使用H_2受体拮抗剂而非质子泵抑制剂会增加腹膜炎风险。值得注意的是，H_2受体拮抗剂使用者的胃镜检查后腹膜炎发生率（9.4%）明显高于未使用者（2.9%）[59]。一项涉及829例PD患者汇总数据的6项非随机研究的荟萃分析显示，H_2受体拮抗剂的使用与肠源性腹膜炎的发生率升高有关（OR = 1.4，95%CI 1.01～1.93）[109]。值得注意的是，虽然质子泵抑制剂的使用与腹膜炎的发生没有显著的关联，但考虑到质子泵抑制剂的其他问题（包括但不限于梭菌属感染），目前尚未证实将H_2受体拮抗剂常规转换为质子泵抑制剂的治疗是合理的。

（八）二级预防

建议为预防真菌性腹膜炎，无论何时PD患者接受抗生素治疗、抗感染疗程如何，都应同时预防性抗真菌治疗（1B）。

大多数真菌性腹膜炎发作之前均存在抗感染治疗[110-113]。许多观察性研究[114-121]和随机试验[122, 123]已经验证了在抗感染治疗期间使用口服制霉菌素（50万单位，每天4次）或氟康唑（每48小时200 mg）作为预防措施。两项随机对照试验[122, 123]和一项系统回顾研究[43]显示存在显著的益处。大多数关于在抗生素给药期间预防性使用抗真菌药物的其他报告都是非随机研究，结果利弊不一。而且在一些国家还存在不能使用制霉菌素的情况。

观察实验[119-121]和一项随机对照试验[123]表明，预防性使用氟康唑是有效的。随机对照试验包含了使用抗生素治疗出口部位和隧道感染合并腹膜炎的患者同时口服氟康唑预防性抗真菌治疗[123]。然而，预防性使用氟康唑可存在潜在问题（包括药物相互作用、耐药菌株的出现）。总体而言，Cochrane荟萃分析中两个使用口服制霉菌素或氟康唑预防性抗真菌的随机对照试验显示，患者接受抗生素治疗后发生真菌性腹膜炎的风险比为0.28（95%CI 0.12～0.63）[43]。

此外，腹膜炎的每次发作都应被视为可预防的事件并为此进行评估[47]。CQI提供了一种二级预

---

* 2022 ISPD 指南发布后的附加信息：2022年国际腹膜透析学会发布指南中指出没有证据表明治疗低钾血症可以降低腹膜炎的风险。但自从一项多中心随机对照试验研究[101]发表后，这本应改变。该项研究的研究对象是167名时间平均血清钾浓度为3.33 mmol/L的PD患者。患者随机接受基于方案的治疗（滴定口服氯化钾以维持血清钾浓度为4～5 mmol/L），首次腹膜炎发作的中位时间显著延长，腹膜炎的风险显著降低（HR = 0.47,95% CI0.24～0.93）[101]。

防手段。对于每次腹膜炎发作，应进行根本原因分析以确定病因，并尽可能针对任何可逆风险因素进行干预以防止再次发作。例如，草绿色链球菌腹膜炎可能表明存在牙齿问题，尽管这种联系仅基于个案病例报告[124, 125]。由凝固酶阴性葡萄球菌引起的腹膜炎与接触污染有关，金黄色葡萄球菌感染与接触污染或导管感染有关。病因的识别可能涉及对换液操作的检查。有时需要再培训。对于极少数的培养阴性腹膜炎或继发于特殊微生物感染的腹膜炎应进行流行病学调查和实地考察，以寻找环境风险因素，如PD液、医院空气或水污染[126-128]。

五、腹膜炎的初始表现和处理

图1总结了当PD患者临床诊断为腹膜炎后的早期治疗方案。

1.以下3条至少满足任意2条即诊断为腹膜炎：①与腹膜炎相一致的临床特征，即腹痛和/或透出液混浊；②透出液中白细胞计数 > 100/μl 或 > 0.1×10^9/L（至少留腹2 h），多形核白细胞比例 >

50%；③PD液培养阳性（1C）。

2.当怀疑患者存在腹膜炎时，应对患者的透出液进行细胞计数、分类、革兰氏染色和微生物培养检测（1B）。

3.当PD患者透出液混浊时，应考虑怀疑腹膜炎，并进行腹膜炎的治疗，直到确诊或排除腹膜炎（1C）。

腹膜炎患者通常表现为PD液混浊和腹痛。绝大多数情况下，透出液混浊时即代表存在腹膜炎，但仍需要考虑其他鉴别诊断，要根据腹透液的常规检查判断是细胞性还是非细胞性的原因，并进一步进行诊断分类（表4）[129]。也有一些腹膜炎患者仅表现为透出液混浊，没有腹痛或只有轻微的腹痛。反之，当PD患者出现腹痛时，即使透出液是清亮的，也需要鉴别患者是否存在腹膜炎。除了患者出现的上述症状外，还应询问患者近期是否存在其他部位的感染、是否有外接短管意外断开连接、是否接受过内镜检查或妇科操作，以及是否存在便秘或腹泻。此外，还需要询问患者既往腹膜炎和出口部

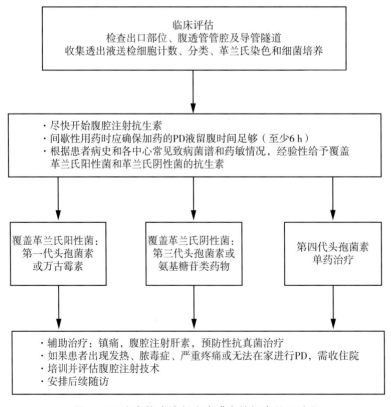

图1　PD患者临床诊断为腹膜炎的初步处理流程

注：PD.腹膜透析。

表4　PD透出液混浊的鉴别诊断

细胞原因
多形核白细胞
培养阳性的感染性腹膜炎
培养阴性的感染性腹膜炎
化学性腹膜炎
嗜酸性粒细胞
透析液嗜酸性粒细胞增多
化学性腹膜炎
单核细胞/巨噬细胞
干腹患者的标本（经过长时间腹膜休息）
红细胞
腹腔出血
恶性细胞
淋巴瘤
腹膜转移瘤
非细胞原因
纤维蛋白
甘油三酯（透出液呈乳白色）
钙通道阻滞剂
淋巴阻塞
急性胰腺炎

注：PD.腹膜透析。

位感染的病史。

体格检查时，腹膜炎患者腹部的压痛通常是全腹压痛，少数患者会存在反跳痛。当患者腹部查体存在局部疼痛或压痛时应排除潜在的外科疾病。体格检查时还需仔细检查PD导管隧道和出口部位的情况。对导管出口部位的任何分泌物都要进行培养。如果沿PD导管隧道出现红斑、压痛和积液（可通过超声证实）则表明患者可能存在隧道感染。腹痛和压痛的程度是决定腹膜炎患者是否需要住院的重要因素。一般情况下，对于疼痛症状比较轻的患者可以安排在门诊进行腹腔注射抗生素治疗，并建议在治疗3天时对患者进行随访复查，以确定患者病情的缓解情况及抗生素的选择是否恰当。

疑诊腹膜炎时，需将透出液送检化验，包括细胞计数和分类、革兰氏染色及细菌培养[130]。当透出液中白细胞计数＞100/μl（至少留腹2 h）且多形核白细胞计数（PMN）＞50%，可确诊腹膜炎[131]。腹部X线检查并非必要，因为可能会误导患者的诊断。PD患者在换液过程中可能会使空气进入腹膜腔而引起气腹，这在大约1/3的CAPD患者都可出现[132]。腹膜炎患者的外周血培养通常是阴性的[133]，除非患者存在脓毒症[134]或处于免疫抑制状态[135]，否则可以暂时不做外周血培养。同时，当PD患者腹膜炎期间出现菌血症时要排除是否存在其他的腹腔内疾病[136, 137]。一旦考虑患者存在腹膜炎，为防止病情治疗的延误，应在收集患者透出液标本后立即开始抗生素治疗，无须等待实验室检测结果。

透出液中的白细胞计数部分取决于其在患者体内停留时间的长短。对于治疗模式为短周期的APD患者，应主要依据PMN百分比而非白细胞绝对计数来诊断腹膜炎，即使白细胞绝对计数低于100/μl[131]，只要PMN比例高于50%，即为诊断腹膜炎的有力证据。而对于没有进行日间换液的APD患者，如果在白天出现腹痛，患者就医时腹腔内没有留腹的PD液，无法留取标本，需向患者腹腔内注入1 L透析液，留腹2 h后引流出PD液进行检查和化验。

（一）病原微生物的鉴定

1.建议首选血液培养瓶进行PD透出液的细菌培养（1C）。

2.如果培养阴性率超过15%，则建议对取样和培养的方法进行审查和改进（2C）。

即使PD透出液的革兰氏染色结果经常是阴性的，也应进行涂片染色[138, 139]。革兰氏染色的另一个好处是它能有效地早期检测出真菌成分[140]。如果用离心标本进行革兰氏染色，其诊断率会升高。

正确的透出液微生物培养方法是确定病原菌的重要步骤。在一些有经验的PD中心，腹膜炎培养结果阴性的发生率已经达到10%以下。病原菌的鉴定和药物敏感试验（简称"药敏试验"）结果有助于指导腹膜炎患者抗生素的选择及提示感染来源。细菌培养的常规方法是将5 ～ 10 ml透出液直接注入两个（需氧和厌氧）血培养瓶中，该方法具有较高的敏感性，培养阴性率通常为10%～20%[141-145]。与接种到标准血培养瓶相比，以下方法可以提高培养阳性率，如将腹透液直接接种到快速血液培养瓶试剂盒（如BACTEC，Kent，UK；Septi-Chek，Roche Diagnostics，Basel，Switzerland；BacT/Alert，Biomerieux，Inc.，Basingstoke，UK），离心浓缩腹透液后再接种，使用裂解离心法离心。特别是将50 ml透出液3000 g离心15 min，然后取沉淀物加入3～5 ml无菌生理盐水中悬浮，再接种在标准血培养瓶中，可将培养阳性率提高5～10倍[39, 143, 144]。结合水溶作用、Tween-80血琼脂和Triton-X技术对透出液进行培养也是一种敏感的培养方法[146, 147]。样本应在6 h内送到实验室。如果无法立即运送到实验室，理想情况下，接种的培养瓶应保存在37 ℃环境中。接种瓶不能冷藏或冷冻，因为它可能杀死或延缓某些微生物的生长[148]。为了充分评估酵母和丝状真菌病原体，应选择合适的真菌培养基：在两种温度条件下（室温和35～37 ℃）培养接种的培养基可以提高诊断率[148]。另外，确定微生物诊断的速度也非常重要。浓缩方法不仅有助于微生物鉴定，而且可以缩短阳性培养所需的时间。在超过75%的病例中，微生物的诊断可以在不到3天的时间内完成。当鉴定出病原菌的种类后，后续培养的监测只需要将透出液接种到血培养瓶中进行培养即可。

在一项前瞻性研究中，22个PD中心的联合数据显示，将透出液离心后放入接种瓶中，随后立即送至实验室接种到培养瓶中可显著降低培养阴性率[148]。PD中心的经验也非常重要，已有研究显示，腹膜炎培养阴性率通常与PD中心的规模呈反比关系[38, 148]。

当透出液培养3～5天仍为阴性时，应送检透出液重复进行细胞计数、分类计数、真菌和分枝杆菌培养。另外，在需氧、厌氧和微需氧培养条件的培养基上再培养3～4天，可以帮助识别在某些自动培养系统中无法检测到的生长缓慢的特殊细菌酵母菌。对PD导管进行培养也可以提高病原微生物的阳性诊断率，尤其是对于真菌和肠球菌[149]。

（二）其他新型诊断技术

腹膜炎早期诊断新技术层出不穷，如白细胞酯酶试剂条[150]、一系列的生物标志物（基质金属蛋白酶-8和基质金属蛋白酶-9[151]、中性粒细胞明胶酶相关的脂质运载蛋白[152]和降钙素原）、聚合酶链反应（polymerase chain reaction，PCR）测定细菌衍生DNA片段、电喷雾电离-质谱分析[153]、16S rRNA基因测序[154]、矩阵辅助激光解吸电离飞行时间质谱[155]、病原特异免疫指纹[156, 157]，然而，上述方法均未优于传统的透出液细菌培养对于腹膜炎的诊断价值。例如，通过多色流式细胞术和多重酶联免疫吸附试验，已证明免疫指纹可以区分培养阴性、革兰氏阳性和革兰氏阴性腹膜炎，但不能提供抗生素耐药性的信息[157]。使用数学机器学习算法进一步细化，可通过设定特定关注点的方式，如链球菌和凝固性阴性葡萄球菌[156]，来确定致病菌。透出液表型法或免疫指纹法在应用于临床前仍有待验证。此外，一种即时检测基质金属蛋白酶-8和白细胞介素-6水平的设备已通过测试，该方法可以加快腹膜炎的诊断，因其阴性预测值高达98%以上，特别有助于排除腹膜炎[158]。

对于真菌性腹膜炎的快速诊断，透出液和血清半乳甘露聚糖指数可能比传统培养方法具有更快的周转时间，但敏感性仅为65.2%，特异性为85.0%[159, 160]。且半乳甘露聚糖假阳性结果[161]会导致误用抗真菌药物，这是个值得关注的问题。

（三）经验性抗生素的选择

1.建议在留取微生物标本后，尽快通过腹腔注射或全身给药途径开始经验性抗生素治疗（1B）。

2.建议经验性抗生素治疗方案应基于PD中心的特点，覆盖革兰氏阳性菌和革兰氏阴性菌（1C）。

3.建议针对革兰氏阳性菌可选用第一代头孢菌素或万古霉素，针对革兰氏阴性菌可选用第三代头孢菌素或氨基糖苷类药物（1B）。

4.建议头孢吡肟单药治疗作为可选择的替代方案（2B）。

一旦确定诊断，就应该立即开始经验性抗生素治疗，以快速消除炎症、减轻疼痛和保护腹膜。没有最优的抗生素治疗方案[162]，适合的方案应是中心个体化的，原则上需要同时覆盖革兰氏阳性和阴性菌。一项来源国家登记的数据证实，在腹膜炎发生率较高的中心，当患者出现症状时即给予覆盖革兰氏阳性和革兰氏阴性菌的足疗程经验性抗感染治疗，患者腹膜炎治愈的概率更高[163]。对于革兰氏阳性菌，建议使用万古霉素或第一代头孢菌素治疗。为预防万古霉素耐药，可首先考虑选择头孢唑啉抗感染治疗。但是在耐甲氧西林的金黄色葡萄球菌所致的腹膜炎高发的中心，应首选万古霉素治疗[164]。目前，甲氧西林耐药率应达到多少可以作为经验性使用万古霉素合理的阈值仍然存在争议。根据PDOPPS的观察数据显示，对于革兰氏阳性菌或培养阴性的腹膜炎，经验性使用头孢唑林和万古霉素治疗腹膜炎的治愈率没有明显差异[96]。针对革兰氏阴性菌腹膜炎建议选用第三代头孢菌素或氨基糖苷类药物。观察性研究[165, 166]和一项随机对照试验[167]表明，氨基糖苷类药物不会加速残余肾功能的丧失。但是重复或长时间使用氨基糖苷类药物可增加前庭毒性或耳毒性[168]。同时，随着超广谱β-内酰胺酶（extended-spectrum β-lactamases，ESBL）细菌的流行率不断上升，头孢他啶的治疗失败率也在升高。PDOPPS最近的一项分析报告显示，对于革兰氏阴性菌腹膜炎的治疗，经验性使用氨基糖苷类药物与头孢他啶相比治愈率更高[96]。另外，有证据显示单药经验性治疗反而比联合用药治疗更有效。针对腹腔注射头孢吡肟单药治疗腹膜炎的两项随机对照试验[169, 170]和一项观察性前瞻性研究[171]的结果已公布，发现尽管头孢吡肟的剂量不同（间歇、连续、是否依据残余肾功能调整），但三项研究均显示在治疗第10天时腹膜炎的缓解率超过80%[169-171]。尤其是其中最大的一项研究采用了非劣效性设计，并通过尿量调整头孢吡肟剂量，当每日尿量超过100 ml时，头孢吡肟的负荷和维持剂量增加25%。其结果证实，头孢吡肟单药治疗是有效的，且治疗效果不逊于头孢唑林加头孢他啶的联合治疗[170]。相比之下，不建议使用喹诺酮类单药治疗，因为可能会出现耐药菌并降低疗效[164, 172]。

强调一点，立即给药是取得良好效果的重要因素。在一项针对西澳大利亚州159例腹膜炎患者的前瞻性多中心研究中发现，腹膜炎开始治疗的时机与其治疗失败是独立相关的，其中治疗失败是指腹膜炎患者发病30天内拔管或死亡。该项研究显示从患者到医院就诊时起，抗生素治疗每延迟1 h，其腹膜炎治疗失败或死亡的风险就增加5.5%[173]。

在另一项对109例腹膜炎患者的回顾性研究中，多因素分析发现，在腹膜炎出现症状后如果腹腔注射或静脉使用抗生素治疗的时间延迟24 h，则PD患者拔管的风险增加3倍[174]。由于腹膜炎患者抗生素用药途径特殊，急诊科或其他科室的医护人员不熟悉给药途径时，可能不会立即给予腹腔注射抗生素治疗。所以，为了避免腹膜炎因治疗延迟导致的不良后果，当没有病床及时收治PD患者或患者无法及时到PD专科门诊就诊时，可临时通过全身给药的方式抗感染治疗，并在条件允许下尽快将抗生素的给药途径转换为腹腔注射给药。

（四）抗生素剂量

1.当腹腔注射抗生素的相容性和稳定性允许时，建议腹膜炎应首选腹腔注射作为抗生素的给药途径，除非患者存在全身败血症的表现（1B）。

2.建议腹腔注射氨基糖苷类药物应每日间断给药（2B）。

3.建议避免长时间腹腔注射氨基糖苷类药物（1C）。

4.辅助口服N-乙酰半胱氨酸治疗可能有助于预防氨基糖苷类药物的耳毒性（2B）。

5.目前没有足够的证据推荐APD患者在腹膜炎治疗期间需要临时转为CAPD模式（未分级）。

表5（腹腔注射抗生素）和表6（全身使用抗生素）总结了治疗PD相关性腹膜炎的抗生素推荐剂量。但许多抗生素的推荐剂量是基于已发表的临床经验，而不是基于药代动力学研究，而且大多数研究是在CAPD患者中进行的，而不是在APD患者中进行的。

足够剂量的抗生素至关重要。在一项对339例革兰氏阳性菌、革兰氏阴性菌和培养阴性的PD相关性腹膜炎患者的观察性研究中，残余肾功能（定义为尿肌酐清除率超过5 ml/min）较高的患者治疗失败率更高[247]，表明抗生素清除越多、血浆抗生素的浓度越低，超过最低抑菌浓度（minimum inhibitory concentration，MIC）的时间就越短。而对于有明显残余肾功能的患者，抗生素的最佳剂量仍然未知，尤其是对于具有时间依赖性杀伤作用的抗生素（如头孢菌素），无论残余肾功能如何，固

表5　腹膜炎治疗的IP抗生素剂量建议

抗生素	间歇（每天1次PD液交换时加药，留腹至少6h）	持续（每次PD液交换时均加药）
氨基糖苷类		
阿米卡星	2 mg/（kg·d）[175]	不建议
庆大霉素	0.6 mg/（kg·d）[176, 177]	不建议
硫酸奈替米星	0.6 mg/（kg·d）[167]	不建议
妥布霉素	0.6 mg/（kg·d）	不建议
头孢菌素		
头孢唑啉	15 mg/（kg·d）（长留腹）[178, 179] 20 mg/（kg·d）（短留腹）[178, 181]	LD 500 mg/L，MD 125 mg/L d [170, 180]
头孢吡肟	1000 mg/d	LD 500 mg/L，MD 125 mg/L d [170]
头孢哌酮	—	LD 500 mg/L，MD 62.5 ～ 125.0 mg/L [182]
头孢噻肟	500 ～ 1000 mg/d [183]	—
头孢他啶	1000 ～ 1500 mg/d（长留腹） 20 mg/（kg·d）（短留腹）[181]	LD 500 mg/L，MD 125 mg/L d [170, 184]
头孢曲松	1000 mg/d [185]	—
青霉素		
青霉素G	—	LD 5万U/L，MD 2.5万U /L [13]
阿莫西林	—	MD 150 mg/L [186]
氨苄青霉素①	4 g/d [187]	MD 125 mg/L [188]
氨苄青霉素/舒巴坦		LD 1000 mg/500 mg，MD 133.3 mg/66.7 mg e [189, 190]
哌拉西林/他唑巴坦	—	LD 4 g/0.500 g，MD 1 g/0.125 g [191]
替卡西林/克拉维酸	—	LD 3 g/0.2 g，MD 300 mg/20 mg/L [192]
其他		
氨曲南	2 g/d [193]	LD 500 mg/L [194]，MD 250 mg/L [194, 195]
环丙沙星	—	MD 50 mg/L [196]
克林霉素	—	MD 600 毫克/袋 [197]
达托霉素	300 mg/d [198]	LD 100 mg/L [199-201]，MD 20 mg/L [199, 202]
磷霉素	4 g/d [203, 204]	—
亚胺培南/西司他丁	500 mg 隔袋添加 [205]	LD 250 mg/L，MD 50 mg/L [184]
氧氟沙星	—	LD 200 mg，MD 25 mg/L [206]
多黏菌素B	—	MD 30万单位（30毫克）/袋 [190]
奎奴普丁/达福普汀	25 mg/L 隔袋添加 b [207]	—
美罗培南	500 mg/d（在APD中长留腹）[208] 1000 mg/d（在CAPD中短留腹）[210, 211]	MD 125 mg/L [209]

续表

抗生素	间歇（每天1次PD液交换时加药，留腹至少6 h）	持续（每次PD液交换时均加药）
万古霉素	每5～7天15～30 mg/kg[c][142, 212]（CAPD） 每4天15 mg/kg[214]（APD）	LD 20～25 mg/kg，MD 25 mg/L[213]
抗真菌		
氟康唑	IP（150～200）mg/（24～48）h[215,216]（首选口服，—表6）	
伏立康唑	IP 2.5 mg/（kg·d）[217]（首选口服，表6）	

注：PD.腹膜透析；LD.负荷剂量（mg/L）；MD.维持剂量（mg/L）；IP.腹腔注射；APD.自动腹膜透析；—.无数据。

[a] 不建议腹腔注射氨苄西林治疗肠球菌性腹膜炎[218]。

[b] 与500 mg一起静脉注射，每天2次。

[c] APD患者可能需要增加透析剂量，并在腹腔内至少停留6 h。

[d] 对于有显著残余肾功能的患者，可能需要增加25%的剂量。

[e] 氨苄青霉素/舒巴坦的复方药物比例为2:1（氨苄青霉素1000 mg和舒巴坦500 mg）。如果以这种方式表示，则维持剂量为200毫克/袋[189]（氨苄青霉素133.3 mg和舒巴坦66.7 mg）。

表6 腹膜炎治疗的全身抗生素用药剂量建议

药　物	剂　量
抗生素	
阿莫西林	500 mg，每天3次，口服[219]
环丙沙星	500～750 mg/d，口服[220] CCPD患者750 mg，每天2次，口服[221]
克拉霉素	250 mg，每天2次，口服[222, 223]
多黏菌素	静脉注射300 mg负荷量（危重患者），以后60～200 mg/d[b][224-226]
达巴万星	静脉滴注1500 mg，每次给药持续30 min以上[227]
达托霉素	静脉注射4～6 mg/（kg·48 h）[228]
厄他培南[a]	静脉注射500 mg/d[229]
左氧氟沙星	250 mg/d，口服[230] 或500 mg/48 h，口服
利奈唑胺	静脉注射或口服600毫克/次，每天2次[231, 232]，持续48 h，然后300 mg，每天2次[233]
莫西沙星	400 mg/d，口服[234, 235]
利福平	体重＜50 kg，口服或静脉注射450 mg/d；体重≥50 kg，600 mg/d
替卡西林/克拉维酸	静脉注射3 g/（0.2 g·12 h）
替加环素	静脉注射100 mg负荷量，以后50 mg/12h[236, 237]
甲氧苄啶/磺胺甲噁唑	160 mg/800 mg，每天2次，口服[238, 239]
抗真菌	
两性霉素B去氧胆酸盐	静脉注射0.75～1.00 mg/（kg·d），持续4～6 h[240]
两性霉素B脂质体	静脉注射3～5 mg/（kg·d）[241, 242]

续表

药　　物	剂　　量
阿尼芬净	静脉注射200 mg负荷量，以后100 mg/d[243, 244]
卡泊芬净	静脉注射70 mg负荷量，以后50 mg/d[243]
氟康唑	200 mg负荷量口服，然后100 mg/d，口服[240]
氟胞嘧啶	1 g/d，口服[240]
艾沙康唑	口服或静脉注射200 mg/8 h，共6次（48 h）负荷量，然后200 mg/d
米卡芬净	静脉注射100 mg/d[243, 245]
泊沙康唑	300 mg/12 h负荷量，共2次，口服，然后300 mg/d[246]
伏立康唑	200 mg/12 h，口服

注：CCPD.持续循环式腹膜透析。

[a]厄他培南对假单胞菌或不动杆菌没有活性。

[b]以mg为单位的黏菌素碱基活性。

定抗生素剂量肯定不是最佳的解决方案。2019年的一项随机对照研究提示，当PD患者每日残余尿量超过100 ml时，头孢吡肟、头孢唑啉和头孢他啶的负荷和维持剂量增加25%[170]，此外，用于指导抗生素药物剂量调整的数据仍较有限。

在耐甲氧西林革兰氏阳性菌流行的PD中心，万古霉素是首选药物，也可以用于相关病原体的直接治疗。腹膜炎时万古霉素的给药方式首选腹腔注射，因为此种给药方式可使药物的吸收率接近90%[248]。Cochrane对照试验注册电子数据库显示万古霉素腹腔注射治疗成功率优于静脉注射[162]。然而腹腔注射万古霉素的最佳给药剂量尚不清楚，对于应固定给药剂量或者根据血清谷浓度指导目标剂量，不同的指南建议不同。虽然在一项随机对照试验[234]中报道了固定剂量腹腔注射万古霉素，但尚不清楚万古霉素生物利用度的个体间差异是否需要根据血清万古霉素药物浓度来调整维持剂量。一项回顾性研究显示，PD患者在每5天CAPD和每3天持续循环式腹膜透析（continuous cyclic peritoneal dialysis，CCPD）的透析方案下给予腹腔注射固定剂量的万古霉素30 mg/kg后，无论患者残余肾功能如何，60%的患者在负荷剂量后的血药浓度低于治疗谷浓度。但是，所有患者随后的血清万古霉素水平均高于15 mg/L[249]。一些观察性研究没有发现抗生素谷浓度与腹膜炎治愈率之间存在相关性[142, 250]。但是在一项观察性研究中却发现，当累计4周万古霉素平均谷浓度低于12 mg/L时，静脉注射万古霉素治疗腹膜炎后其复发率较高[251]。另一项关于耐甲氧西林凝固酶阴性葡萄球菌引起的腹膜炎的研究显示，腹腔注射万古霉素达到的谷浓度水平越高，腹膜炎复发率就越低[252]。在谷浓度指导万古霉素给药的实践中，何时是检测万古霉素谷浓度的最佳时间尚未达成共识。一项基于对61例革兰氏阳性菌或培养阴性的腹膜炎患者的回顾性分析中发现，当患者第5天，而不是第3天，血清万古霉素水平低于10.1 mg/L时，其腹膜炎治疗的失败率更高（包括转为血液透析、死亡、持续感染和复发）[211]。最近，谷浓度指导万古霉素给药已逐渐被24小时时间-浓度曲线下面积（area under the 24-h timeconcentration curve，AUC）所取代，以优化对严重金黄色葡萄球菌感染的管理。虽然AUC药代动力学参数在腹膜炎治疗中监测万古霉素剂量应用尚知之甚少，但越来越多的证据表明，谷浓度可能不是最佳选择。最近一项关于APD无尿患者的研究发现，血清浓度峰水平（腹腔注射给药后30 min），而不是谷浓度，与革兰氏阳性菌腹膜炎的治愈有关[212]。

氨基糖苷类药物对治疗革兰氏阴性菌腹膜炎仍然敏感。由于氨基糖苷类药物具有浓度依赖性活性，因此，其最大的杀菌作用是在药物浓度的高峰。而且即使氨基糖苷类药物的药物浓度低于细菌的MIC，仍能继续抑制细菌生长，这一特征被称为抗生素后效应[253]。基于抗生素后效应和浓度依赖性杀菌特性，建议每日间歇性腹腔注射氨基糖苷类药物，以最大限度地减少药物毒性和耐药性，同时保持药物疗效。这一结论在一项随机对照试验中得到证实，该试验比较了每天1次腹腔注射庆大霉素与间歇性连续给药，结果两种方案的治疗成功率和复发率没有差异。当然，每天腹腔注射1次庆大霉素其相应的血清药物谷浓度较低[176]。在腹腔注射氨基糖苷类药物后，很大一部分药物可以被吸收到体循环中，尤其是在急性炎症期腹膜溶质转移率增高时。而在活动性腹膜炎患者的药代动力学研究中也一致发现腹腔注射庆大霉素和妥布霉素具有高质量的活度转移系数[177, 254]。在24例PD腹膜炎患者的病例中76%的庆大霉素经腹腔注射后很快被吸收到体循环中，并且在高转运和高平均转运的患者中吸收率更高[177]。两项比较庆大霉素不同剂量治疗腹膜炎的研究中发现，革兰氏阴性或培养阴性的腹膜炎患者其治愈率没有任何差异[142, 255]。PD患者使用氨基糖苷类药物的一个主要问题是出现耳毒性。在目前推荐剂量的氨基糖苷类药物治疗腹膜炎时，PD患者可能会出现耳毒性，导致前庭或耳蜗损伤。这种耳毒性甚至在治疗量的血清浓度情况下也有报道[256, 257]。已在动物模型[258]和人类试验[259, 260]中证实，腹腔注射氨基糖苷类药物与全身给药一样会引起耳毒性。一项在PD患者的观察性研究中发现，听力损失的危险因素包括高龄、腹膜炎及阿米卡星和万古霉素的累积剂量[168]。氨基糖苷类药物引起的耳毒性机制尚不完全清楚，除了遗传易感性外，活性氧对内耳的损伤是目前最被接受的假说。在基于三项N-乙酰半胱氨酸的随机对照试验中发现，通过抗氧化保护方法对氨基糖苷类药物诱发的耳毒性进行预防似乎很有希望。其中最大的一项N-乙酰半胱氨酸的随机对照试验纳入60例接受腹腔注射万古霉素和阿米卡星治疗的CAPD患者。该研究中，患者进行第1周和第4周高频纯音测听的监测评估中显示，与对照组相比，随机分配至口服N-乙酰半胱氨酸600 mg，每天2次组中的患者，对耳毒性的保护作用明显更好[261]。在接受阿米卡星治疗的PD患者服用N-乙酰半胱氨酸的另外两项随机试验中也报道了类似的结果[262, 263]。三项试验中只有一项设立了安慰剂对照组，另外两项均是开放

标签研究。在使用静脉注射庆大霉素治疗透析导管相关感染的血液透析患者中，口服相同剂量的N-乙酰半胱氨酸对高频耳毒性也有保护作用[264]。但这些随机对照试验都没有评估前庭功能。一项荟萃分析的结果显示，4～6周时耳保护的合并相对风险为0.14（95%CI 0.05～0.45）[265]。尽管这些试验的样本量相对较小，存在潜在的偏倚风险，但对于需要氨基糖苷类药物治疗的PD患者，同时给予600 mg N-乙酰半胱氨酸每天2次口服进行耳保护治疗是合理的。目前，尚缺乏减少潜在的不可逆性氨基糖苷类耳毒性的高质量证据，因而最好的保护措施就是尽量减少长期或重复给药。当有替代药物可选择时，及早更换庆大霉素与持续腹腔注射临床结果是相似的[142]。也就是说，应提倡避免长时间使用氨基糖苷类药物，以防止氨基糖苷类药物的耳毒性。

已证实喹诺酮类药物（包括环丙沙星[266]和莫西沙星[267]）与PD液相容，在PD液中具有高度活性和杀菌作用，同时具有浓度依赖活性[268]。一项小型随机对照研究验证了腹腔注射万古霉素联合口服莫西沙星的安全性和有效性，但其证据强度未达到非劣效性[234]。对于敏感微生物，口服环丙沙星和莫西沙星是一种可替代且更方便的选择，因为环丙沙星和莫西沙星都可以在腹腔内达到足够的浓度[221, 235]。环丙沙星的口服给药剂量为500～750 mg，每天1次，而不是250 mg，每天2次，而在CCPD患者中建议给予每12小时750 mg的更高剂量[221]。此外，应指导患者避免同时口服含铝的抗酸剂和磷酸盐结合剂（包括碳酸钙、碳酸镧[269]和司维拉姆[270]），以避免干扰喹诺酮类药物的吸收（降低峰值浓度）[271]。

（五）抗生素的释放和稳定性

抗生素在PD溶液中的稳定性和兼容性（表7）是影响治疗成功的因素之一[272]。在室温和冷藏条件下庆大霉素在葡萄糖PD液和艾考糊精PD液中均可稳定14天，但与肝素混合后，其稳定时间缩短[13, 273, 274]。头孢唑林在室温下可稳定8天，在葡萄糖PD液中冷藏可稳定14天，添加肝素后其稳定性不受影响[13, 275]。在艾考糊精PD液中，头孢唑啉在室温下可稳定7天，在冷藏条件下则可稳定

表7　腹腔注射抗生素的稳定性

抗生素	PD液		稳定性/天	储存条件		备注	
	葡萄糖	艾考糊精		室温	冷藏	测试时间/天	稳定时间/天
庆大霉素	√		14	√	√	14	
		√	14	√	√	14	
头孢唑啉	√		8	√			8
	√		14		√	14	
		√	7				7
		√	14		√	14	
头孢他啶	√		4	√			4
	√		7				7
		√	2	√			2
		√	14		√	14	
头孢吡肟	√		14		√	14	
万古霉素	√		28	√			N/A
		√	14		√	14	
哌拉西林/他唑巴坦肝素	√	√	7		√	7	

注：PD.腹膜透析；N/A.不适用。

"稳定时间"表示抗生素浓度至少保持其初始浓度的90%，直至第X天；"测试时间"表示抗生素浓度至少保持其初始浓度的90%，直至仅设置为X天的研究持续时间。

稳定性（稳定X天）是根据PD溶液的类型和指定的存储条件来解释的。

14天[273]。头孢他啶在室温下可稳定4天，如果在葡萄糖PD液中冷藏则可稳定7天。在艾考糊精PD液中，头孢他啶在室温下可稳定2天，在冷藏下可稳定14天[273]。头孢吡肟在葡萄糖PD液中冷藏条件下可稳定14天[13，276]。

万古霉素在葡萄糖PD液中室温条件下可稳定28天，在较高的环境温度下稳定持续时间缩短[274]。在艾考糊精PD液中，万古霉素可在4～25℃条件下稳定维持14天[273]。

鉴于联合抗生素在PD液中的相容性，氨基糖苷类药物和青霉素由于存在化学不相容性，所以不能同时加在同一袋PD液中[275]。但有几种抗生素可以混合加在同一袋PD液中：庆大霉素与头孢唑林或万古霉素配伍、头孢他啶与头孢唑林或万古霉素配伍[272，273，277]。

有关哌拉西林/他唑巴坦的数据表明，当与肝素混合在葡萄糖透析液和艾考糊精透析液中时，这

两种药物在冷藏状态下均可稳定7天[278]。

新型抗生素和PD液体稳定性的数据对于其即将投入临床使用是非常重要的。这些药物包括头孢噻嗪-他唑巴坦，用于产ESBL的革兰氏阴性杆菌及铜绿假单胞菌，该药物在PD液中的稳定性已得到证实[279]。

（六）APD的特殊注意事项

不建议将CAPD模式下的抗生素剂量外推至APD，因为一方面APD的药物清除更多；另一方面，半衰期较短的抗生素在循环换液过程中不能确保24 h血清和透析液药物浓度足够。

治疗APD患者腹膜炎的一个重要问题是抗生素剂量不足，特别是时间依赖性的抗生素。因此，建议抗生素使用的剂量应保证50%的治疗时间血药浓度都超过其MIC。

抗生素的留腹时间应足以让其被吸收，但对于

留腹多长时间为最好方面的研究很有限。在APD患者的药代动力学研究中[214]显示，万古霉素停留时间与生物利用度之间存在着密切的相关性。根据以往APD患者抗生素的使用经验，为使腹腔内抗生素达到足够的浓度，万古霉素在腹腔内停留的时间应至少为4 h[280]，而6 h可能更合理[212]。

虽然出于实际原因，并不能将APD全部转换为CAPD，但对于需要连续给药的抗生素可以考虑转换。当难以转换为CAPD时，理想情况下应该验证短疗程腹腔注射抗生素的治疗剂量。对于短周期自动循环交换，根据腹膜炎[281]和非腹膜炎[181]患者的药代动力学研究，可以使用头孢唑林和头孢他啶抗感染治疗。

（七）辅助治疗

1. 不建议进行强化腹腔灌洗来提高腹膜炎的治疗率（2B）。

2. 急性腹膜炎期间发生容量超负荷时，建议可以考虑使用艾考糊精PD液（2C）。

许多PD相关腹膜炎的患者可以在门诊治疗。一项PDOPPS中对1689例腹膜炎的分析显示，只有一半的患者在发生腹膜炎后的14天内需要住院[31]。患者是否需要住院取决于许多因素，包括社会支持、患者的血流动力学状态、症状和体征的严重程度，除此之外，对于APD患者治疗方案的选择还要考虑APD的治疗模式、门诊可提供腹腔注射抗生素的能力及患者的依从性。预防性抗真菌治疗的理由已在前述内容中讨论过（见二级预防部分）。

对透出液混浊的患者，可在PD液中注射500 U/L的肝素，以防止PD导管被纤维蛋白阻塞。根据症状的严重程度，一些患者需要使用镇痛药来缓解疼痛。从出现症状到腹腔注射抗生素之前，可以进行1～2次快速换液以缓解疼痛，尽管目前还没有数据支持这种方法。两项随机对照试验表明，在腹膜炎发生后24 h内[282]，甚至3～5天[283]，延长快速腹腔冲洗并不能改善完全治愈率或复发率。

一直以来人们认为腹腔注射尿激酶可以治疗生物膜，而生物膜可能是导致难治性或复发性腹膜炎的原因。一项回顾性研究[284]发现，在凝固酶阴性葡萄球菌性腹膜炎的持续无症状感染患者中，在常规抗生素治疗的基础上腹腔注射尿激酶和口服利福平可进一步降低患者拔管的风险。然而，三项随机对照试验均未显示腹腔注射尿激酶治疗难治性腹膜炎的益处[285-287]。其研究结果发现腹腔注射尿激酶的辅助治疗对腹膜炎的完全治愈率、导管拔除率或复发率均没有影响。相反，另外一项随机对照研究[288]发现，与腹腔注射尿激酶相比，拔除并同时更换PD导管能更有效地减少复发性腹膜炎的发生。

在腹膜炎期间，腹膜对水和溶质的渗透性通常会增加。患者经常会因为超滤减少而出现液体超负荷相关并发症。对策除了临时使用高渗PD液外，还可以缩短PD液的留腹时间，但理论上这样可能会弱化局部防御机制（因为这样会使巨噬细胞吞噬能力减弱和免疫球蛋白G浓度降低）[289]。一项随机对照试验表明，在急性腹膜炎期间临时使用艾考糊精PD液是一种更好的治疗选择[290]。尽管PDOPPS报告[96]显示使用艾考糊精PD液与更高的腹膜炎治愈率相关，但另一项研究[290]发现，使用艾考糊精和葡萄糖透析液的患者腹膜炎治愈率相似。由于PD液中葡萄糖的快速吸收，可能会影响糖尿病患者的血糖水平，导致血糖控制不佳。因此，对于合并糖尿病的腹膜炎患者，需要进行血糖监测，并调整合适的胰岛素剂量。此外，腹膜炎期间患者的蛋白质丢失也会增加。对于迁延的腹膜炎患者，应进行营养不良筛查。但目前还没有高质量的随机研究探索饮食干预或营养补充剂对腹膜炎患者的影响。

六、腹膜炎的后续治疗

推荐应在获得病原学结果及药敏试验结果后，调整抗生素治疗方案（1C）。

图2～图4总结了在透析液中细菌鉴定的处理流程。在开始治疗的48 h内，大多数PD相关性腹膜炎患者的临床症状得到明显改善。要定期监测透出液以确定治疗是否有效。同时应该重新检查及评估PD导管腔和出口部位及隧道。如果48 h后患者的临床症状没有改善，则应再次进行PD液常规及

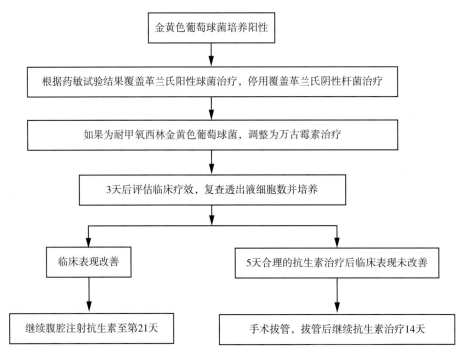

图2　金黄色葡萄球菌性腹膜炎的治疗策略

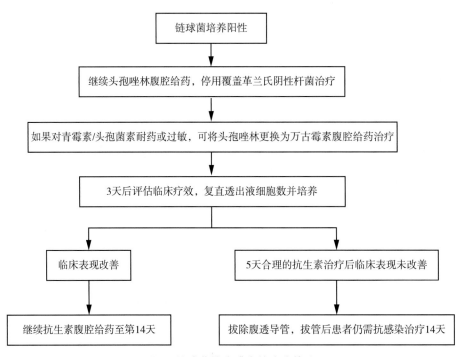

图3　链球菌性腹膜炎的治疗策略

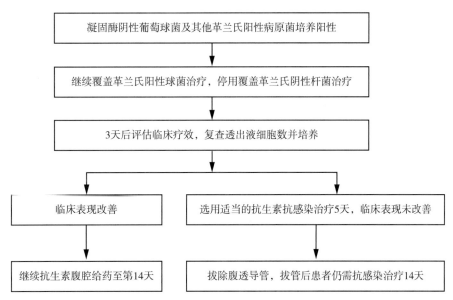

图4 凝固酶阴性葡萄球菌及其他革兰氏阳性病原菌相关性腹膜炎的治疗策略

培养检查。此外，监测透出液中的白细胞计数也可以预测治疗反应。一项具有验证队列的回顾性研究显示，透出液中第3天的白细胞计数≥1000/μl是治疗失败的独立预测标志物[291]。另一项回顾性研究进一步证实了一个预测模型，患者在第3～4天透出液中白细胞计数>1000/μl，则很可能治疗失败[292]。

非发酵性革兰氏阴性杆菌是导致严重腹膜炎的重要医源性病原体。在抗生素的选择方面值得特别注意的是，铜绿假单胞菌、鲍曼不动杆菌和嗜麦芽窄食单胞菌具有较高的天然耐药性（见下文）。

（一）难治性腹膜炎

1.建议在诊断难治性腹膜炎时拔除PD导管。难治性腹膜炎定义为经过合适的抗生素治疗5天后，PD液仍混浊或透出液白细胞计数仍未达标（1D）。

2.建议如果PD透出液中白细胞计数正在朝着趋于正常的方向下降，即使超过5天仍可继续观察，而不是在第5天透出液还没有彻底清亮就强制拔管（2C）。

在开始抗生素治疗后，通常在72 h内临床症状会有改善。难治性腹膜炎的定义是，经过合适的抗生素治疗5天后，PD液仍未转清（表1）。对于难

治性腹膜炎，如果患者的临床状况恶化，应更早地拔除导管，以保护腹膜以便将来回归PD，并防止并发症和死亡。不及时拔管而一味延长抗生素疗程将会延长住院时间、损伤腹膜、增加发生真菌性腹膜炎及死亡的风险[293, 294]。

将5天作为拔除PD导管的时间节点事实上只是人为界定的一个方法。确定抗生素的效果应该是5天还是更长时间，目前还缺乏远期预后的比较数据。在一项纳入190例连续多次腹膜炎发作病例的单中心研究中，报道了PD透出液白细胞计数的显著变化[295]。对于毒性较小的细菌，决策不应该过于激进，尽量减少过早或不必要的拔管。应参考透出液白细胞计数的变化趋势，而不是在治疗第5天实行"一刀切"的原则。一项对644例腹膜炎的大型观察性研究追踪了透出液白细胞计数的纵向变化。其中分析了3种治疗结果的模式：早期反应型、延迟反应型（定义为治疗后5天透出液白细胞数仍大于100/μl）和治疗失败型（定义为抗生素治疗失败的腹膜炎，暂时或永久改为血液透析或与腹膜炎相关的死亡）[296]。这项研究强调了透出液白细胞计数的下降率或变化趋势。在1/5的病例中，患者表现出延迟反应，即第5天透出液白细胞计数减少34%，此时则不需要拔管[296]。因此，如果透出液白细胞计数正在减少，尽管在第5天没有达到最低点的100/μl，仍应考虑适当延长抗生素疗程而

不是立即拔管。

（二）复发性、再发性及重现性腹膜炎

1.对于复发性、再发性或重现性腹膜炎，建议适时拔除PD导管（1C）。

2.建议当PD透出液培养阴性且透出液白细胞计数低于100/μl，同时无伴随的出口部位或隧道感染，应考虑同时移除并重新插入PD导管（2C）。

表1总结了复发性腹膜炎、再发性腹膜炎、重现性腹膜炎的定义。多项回顾性研究表明，复发性、再发性和重现性腹膜炎是由不同种类的细菌引起的，可能代表临床不同的菌群表型[297-301]。与非复发性腹膜炎相比，复发性腹膜炎的治愈率较低、超滤问题更突出和技术失败率更高[297]。再发性腹膜炎的预后比复发性腹膜炎更差[297,298]。在规模较大的PD中心，复发性腹膜炎和再发性腹膜炎的发生率较低[163]。

为了治疗或减少复发性、再发性或重现性腹膜炎的风险，有学者提出同时移除并重新插入PD导管[302]。这样可以继续进行PD而不需要转到血液透析。只有在PD透出液培养阴性且透出液白细胞计数低于100/μl，同时无伴随的出口部位或隧道感染的情况下，才能考虑这种方法[26]。在细菌培养呈阴性之前，尝试同时移除和重新插入导管是不合适的，因为仍然可能存在残留分散的细菌或浮游菌。为了提高根除的成功率，建议将根除过程推迟到培养结果为阴性，这表明没有残留细菌（当细菌被隔离在生物膜中时）。在围手术期抗生素覆盖下，应同时拔除和重新插入导管[26,303]。同时拔除和重新插入PD导管的远期获益已经在一些研究中得到证实，有报道显示，1年的技术生存率为64%[304]，中位技术生存率超过5年[303]。

另一方面，不建议延长抗生素治疗时间。一项随机对照研究表明，将抗生素治疗时间延长1周，超出ISPD建议的时间，是不可取的，因为这种做法不能降低复发性、再发性或重现性腹膜炎的风险，并可能增加重现性腹膜炎的风险。长期使用抗生素的另一个问题是增加继发真菌性腹膜炎的风险[305]。

既往一项研究观察到，后期发展为复发性或再发性腹膜炎的患者，在抗生素治疗结束前5天和结束当日，PD透出液中的细菌DNA片段的水平显著升高[306]。尽管细菌DNA片段有预测价值，但随后的研究表明，在延长抗生素治疗后，细菌DNA水平并未显著降低[305]。

（三）凝固酶阴性葡萄球菌性腹膜炎

1.建议对凝固酶阴性葡萄球菌依据药敏试验结果使用头孢菌素或万古霉素腹腔注射治疗，疗程为2周（2C）。

2.建议考虑对凝固酶阴性葡萄球菌性腹膜炎患者进行再培训（未分级）。

凝固酶阴性葡萄球菌性腹膜炎的主要病原菌是表皮葡萄球菌，其次是溶血葡萄球菌[307]。

尽管毒性低于金黄色葡萄球菌，但凝固酶阴性葡萄球菌更为常见，部分原因是宿主纤维蛋白原抗菌防御可以清除金黄色葡萄球菌，但不能清除凝固酶阴性葡萄球菌[308]。由于甲氧西林耐药比例高且具有产生生物膜的特性，凝固酶阴性葡萄球菌性腹膜炎比较难治疗。在大多数医疗中心，凝固酶阴性葡萄球菌的甲氧西林耐药率已上升到50%以上[309-311]，甚至高达70%[164,307]。甲氧西林耐药率如此之高，因此，一些医疗中心已采用经验性使用万古霉素的治疗方案。只要达到足够的抗生素浓度，通常2周的疗程就已足够（图4）。使用抗生素治疗2周或3周，初始应答率和完全治愈率并无差异[312]。但是，对于头孢菌素耐药的腹膜炎患者，如果未使用万古霉素而使用头孢唑林治疗，或者虽然使用万古霉素但未达到足够的浓度，只能暂时改善临床症状[313]，腹膜炎复发的风险很高[252]。

成功治疗凝固酶阴性葡萄球菌性腹膜炎的关键在于处理感染发生的根本原因。应仔细检查患者的换液操作，以防止进一步的接触污染和腹膜炎再发。与凝固酶阴性葡萄球菌治疗相关的另一个问题是，在抗生素治疗结束后的第2个月发生难治性和重现性腹膜炎的风险很高[314]。有2个大型病例报道均提示凝固酶阴性葡萄球菌性腹膜炎的重现率约为12%[307,312]。其原因可能为PD导管的生物膜下菌落定植，特别是*mecA*基因（编码一种低亲和力的青霉素结合蛋白）和生物膜相关基因*icaAD*的存在[307]，

此种情况下，应考虑拔除导管。当抗生素治疗后PD透出液清亮、培养转阴性后，可拔管并重置新的PD导管，围手术期需要使用抗生素[315]。这种方法可避免停止PD而暂时转入血液透析。此外，还需要辅助性应用抗生素和纤维蛋白溶解（简称"纤溶"）治疗[314]。有研究报道，每天尿激酶10万U注入导管保留2 h，同时每天口服利福平600 mg，治疗3周，PD导管挽救成功率为64%[284]。另一项研究报道，建议PD导管内予以阿替普酶6 mg浸泡6 h，联合万古霉素、庆大霉素腹腔给药，同时口服利福平300 mg，每天2次，连续3周，所有4例重现性凝固酶阴性葡萄球菌性腹膜炎患者均治愈[316]。

（四）金黄色葡萄球菌性腹膜炎

建议使用敏感抗生素治疗金黄色葡萄球菌性腹膜炎，疗程为3周（2C）。

金黄色葡萄球菌引起的腹膜炎通常继发于出口部位或导管隧道感染，也可能继发于接触感染。图2所示为金黄色葡萄球菌性腹膜炎的推荐治疗流程。

如果培养菌对甲氧西林敏感，则选择应用第一代头孢菌素。两项回顾性研究共纳入700余例金黄色葡萄球菌性腹膜炎患者，结果发现初始经验性选用万古霉素或头孢唑林治疗的临床结局相似[317, 318]。

如果培养菌耐甲氧西林，则选择万古霉素治疗。另一项研究表明，加用利福平治疗5～7天可降低50%的复发或重现风险[317]。一些观察性研究数据提示，抗生素疗程应达到3周[317, 318]。如果万古霉素治疗效果差，可使用达托霉素腹腔给药联合或不联合口服利福平作为替补方案[199]。对于伴有金黄色葡萄球菌出口部位或导管隧道感染的患者，应考虑拔管。

由于替考拉宁对耐甲氧西林金黄色葡萄球菌生物膜的活性会在PD液中削弱，因此，替考拉宁不作为治疗首选[319]。

（五）链球菌性腹膜炎

建议使用敏感抗生素治疗链球菌性腹膜炎，疗程为2周（2C）。

链球菌性腹膜炎的治愈率在85%以上，因此，大多数患者可以继续进行PD[320, 321]。

在部分纵向研究中观察到链球菌性腹膜炎有增加的趋势[321, 322]，其主要继发于草绿色链球菌属（包括口腔链球菌、血液链球菌和格氏链球菌）。对于草绿色链球菌，有新的证据表明，已出现部分对氨苄青霉素、青霉素和头孢曲松敏感性较低的混合或多种菌株[164, 322]。

链球菌性腹膜炎患者通常对抗生素治疗反应良好（图3），但草绿色链球菌性腹膜炎具有更高的复发风险[323]。

（六）棒状杆菌性腹膜炎

1.建议使用敏感抗生素治疗棒状杆菌性腹膜炎，疗程为2周（2D）。

2.建议由β-内酰胺耐药菌株引起的腹膜炎，如杰氏棒状杆菌性腹膜炎，应用万古霉素治疗（2C）。

棒状杆菌是一种革兰氏阳性杆菌，属于皮肤的自然菌群。由于鉴定技术的提高，在过去数十年里，由棒状杆菌引起的感染已越来越多地被识别出。有关棒状杆菌性腹膜炎的抗生素疗程是否应该延长至2周以上，3项研究得出不同的结论。一项研究纳入162例棒状杆菌性腹膜炎患者，初始使用万古霉素治疗组和头孢唑林治疗组间的治愈率没有差异[324]，导管拔除率为15%，治疗时间延长至2周以上并未带来额外的获益[324]。另一项回顾性研究建议治疗时间为2周，但如果患者临床表现未改善，则主张早期而不是延迟拔管[325]。如果在腹膜炎发病后1周内拔除导管，则患者发生永久性转归血液透析的概率很高。另一项研究表明，对于有初治应答的患者，近1/2的患者在停止使用抗生素后出现重现性棒状杆菌性腹膜炎，此类人群通常可通过万古霉素腹腔给药治疗3周治愈[326]。

抗生素治疗的时间可能与不同的棒状杆菌分离株和对抗生素敏感性不同有关。已发表的文献均未在棒状杆菌属中进一步鉴定其所属的"种"[324-326]。作者认为，对β-内酰胺酶抗生素耐药的菌属应使用万古霉素，如杰氏棒状杆菌和纹带棒状杆菌[323, 327, 328]。对于棒状杆菌并发出口部位或导管隧道感染的患者，应考虑早期拔管。

（七）肠球菌性腹膜炎

1.建议肠球菌性腹膜炎口服阿莫西林（对氨苄西林敏感的肠球菌）或万古霉素腹腔注射治疗，疗程为3周（2C）。

2.对于由万古霉素耐药肠球菌（vancomycin-resistant enterococcus，VRE）引起的腹膜炎（对氨苄西林耐药），建议口服或静脉应用利奈唑胺或腹腔注射达托霉素或替考拉宁（如果药敏试验结果确认敏感）治疗（2D）。

引起腹腔内感染的肠球菌通常源于肠道[329]，有时PD导管腹内段部分的黏液层会形成生物膜[330,331]。肠球菌与其他病原体共存可导致多种微生物感染，这比单独肠球菌性腹膜炎的结局更差。有3项大型队列研究表明，单一肠球菌性腹膜炎和合并多种细菌感染的肠球菌性腹膜炎在临床结局和严重程度方面均完全不同[188,219,329]，后者住院时间长、初始应答率低且拔管率高，尤其是死亡率比前者高3[329]～4倍[219]。

除了要区分是单一肠球菌性腹膜炎还是合并多种细菌感染外，选择合适的抗生素也非常重要（图5）。具体来说，对于天然耐药菌的肠球菌不应使用头孢菌素治疗。口服阿莫西林治疗肠球菌性腹膜炎

2～3周的初步应答率和完全治愈率分别为76%和56%[219]。如果当地氨苄西林耐药的流行率不高，可考虑采用这种方便的治疗方案，其与万古霉素腹腔注射治疗粪肠球菌的疗效相当。鉴于万古霉素暴露是PD患者中诱导VRE的已知危险因素[332,333]，因此，对氨苄西林敏感的肠球菌强烈建议口服阿莫西林，以最大限度地降低诱发VRE的风险。不建议口服阿莫西林治疗合并多种细菌的肠球菌性腹膜炎和粪肠球菌[219]。万古霉素腹腔给药可用于治疗对万古霉素敏感而对氨苄西林耐药的肠球菌性腹膜炎。

对于由VRE引起的腹膜炎，应咨询传染病专家或微生物学家。不建议使用氨基糖苷类药物治疗，因为氨基糖苷类药物基本不能穿透肠球菌细菌壁，需要达到很高的浓度才能发挥杀菌活性。口服或静脉注射利奈唑胺[231,232,334]和腹腔注射达托霉素[200,335]都取得一定成功。在这些新方案应用之前，使用氯霉素治疗由VRE引起的腹膜炎的死亡率超过50%[336]。在先前建议的治疗方案中，奎奴普丁/达福普汀[207]较少应用，因为静脉给药达到的腹膜浓度不足以超过VRE[337]的最低抑菌浓度。此外，美国FDA先前批准奎奴普丁/达福普汀用于VRE感染治疗的适应证已被取消。奎奴普丁/达福普汀对粪肠杆菌的疗效很差，而达托霉素在PD液（包括

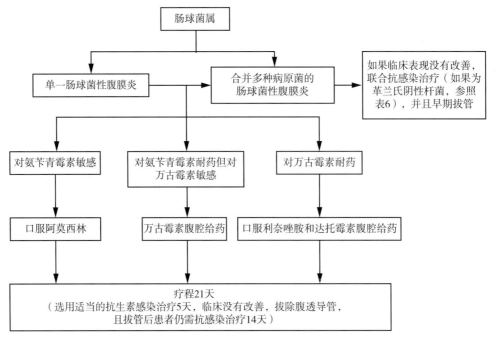

图5　肠球菌性腹膜炎的治疗策略

葡萄糖、氨基酸盐透析液和艾考糊精）中很稳定[218]，腹腔注射可达到有效的腹内浓度[198]。

随着VRE菌株对现有药物出现耐药性，一些新药，包括达巴万星[227]和联合治疗策略（包括替加环素、磷霉素）可作为替代选择。

值得注意的是，不推荐氨苄西林和利奈唑胺通过腹腔注射给药，因为PD液可以显著降低它们对大肠杆菌的抑菌作用[218]。由于担心化学性腹膜炎的发生，也不建议腹腔注射达巴万星[227]。

（八）假单胞菌性腹膜炎

1. 建议选用2种作用机制不同的敏感抗生素治疗假单胞菌性腹膜炎，疗程为3周（2C）。

2. 建议伴有出口部位和导管隧道感染的假单胞菌性腹膜炎拔除PD导管（2D）。

3. 如果经过5天有效抗生素治疗后没有临床缓解，建议早期拔除PD导管，而不是使用3种抗生素试图挽救治疗（2D）。

假单胞菌性腹膜炎患者通常病情严重，且完全治愈率低于50%[338, 339]。假单胞菌属中铜绿假单胞菌占比较大，其次是施氏假单胞菌[294, 338]。回顾性研究表明，在需要拔除PD导管的患者中，只有不到40%的患者可以回归PD[294, 338]，但相对于延迟拔管，早期拔管患者回归PD的机会更高[294, 338]。此外，拔管与较低的假单胞菌性腹膜炎后死亡风险相关[338]。

尽管多年来假单胞菌性腹膜炎的细菌耐药率一直保持稳定[294, 338]，但这类腹膜炎的疗效不佳，住院和拔管概率高，提示存在其他毒力因素，如生物膜的产生。在不同的非发酵革兰氏阴性杆菌中（图6），假单胞菌产生生物膜的比例最高[175]，这在一定程度上解释了抗生素治疗失败率高的原因，即使单个细菌的体外药敏试验结果显示对该抗生素敏感。

回顾性病例研究显示，使用2种抗生素治疗假单胞菌的效果较好[338]，而3种抗生素联用并不能进一步提高完全治愈率或复发率[294]。与其使用3种抗生素，不如拔管以缩短腹膜炎状态或减少重现性腹膜炎的发生。另一项观察性研究表明，假单胞菌性腹膜炎抗生素疗程延长可使残余肾功能显著下降[294]。

（九）不动杆菌性腹膜炎

建议使用氨基糖苷类药物和含舒巴坦的药物治疗耐碳青霉烯类不动杆菌性腹膜炎（2C）。

不动杆菌性腹膜炎较假单胞菌性腹膜炎的预后好[340]。对不动杆菌的经验性抗生素治疗应根据局部敏感性病原菌进行选择（图6），应包括广谱头孢菌素、内酰胺/内酰胺酶抑制剂（如舒巴坦）或碳青霉烯类药物（厄他培南除外）。虽然碳青霉烯类和氨基糖苷类药物均是鲍曼不动杆菌的潜在治疗选择，但越来越多的报道提示这些生物体具有氨基糖苷修饰酶和碳青霉烯酶。亚洲和南美国家的流行病学研究表明，耐多药和耐碳青霉烯类不动杆菌性腹膜炎的发病率日益上升[175, 341]。

（十）嗜麦芽窄食单胞菌性腹膜炎

1. 建议使用磺胺甲噁唑-甲氧苄啶治疗嗜麦芽窄食单胞菌性腹膜炎（2D）。

2. 建议嗜麦芽窄食单胞菌性腹膜炎使用2种不同种类的抗生素进行治疗，疗程至少为3周（2D）。

针对（黄单胞菌）嗜麦芽单胞菌性腹膜炎，应用抗生素治疗的临床疗效数据很有限[342-344]，治疗经验是从其他致病菌感染推断而来（图6）[152]。推荐的一线用药是较常规更大剂量的磺胺甲噁唑-甲氧苄啶，以达到杀菌效果[152, 343, 345]。大剂量磺胺甲噁唑-甲氧苄啶通常不推荐用于肾衰竭患者[346, 347]。因此，建议可采取标准剂量的磺胺甲噁唑-甲氧苄啶与喹诺酮类药物[348]（左氧氟沙星或莫西沙星）联用，或静脉注射替卡西林/克拉维酸、米诺环素或替加环素和头孢他啶[345]。如果存在磺胺甲噁唑-甲氧苄啶使用禁忌或不能耐受，这些均可作为替代治疗选择。大多数成功的病例报告都是联用2种抗生素[343, 344]。根据现有数据，我们建议用2种抗生素治疗至少3周。

（十一）革兰氏阴性杆菌性腹膜炎

建议对于肠源性革兰氏阴性杆菌性腹膜炎使用敏感抗生素治疗至少3周（2C）。

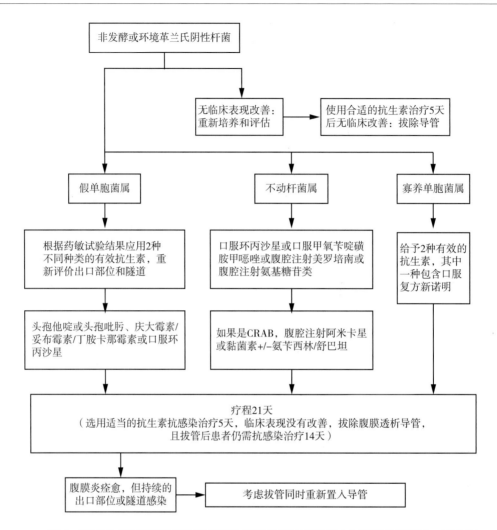

图6　非发酵或环境革兰氏阴性杆菌性腹膜炎的治疗策略（包括假单胞菌属、不动杆菌属和寡养单胞菌属）

注：CRAB.耐碳青霉烯的鲍曼不动杆菌。

除对抗生素高度耐药的非发酵革兰氏阴性杆菌外，据报道，多种肠杆菌，如大肠埃希菌，其抗药性和治疗失败率也在不断增加[349]。肠杆菌目包括多种细菌属，包括大肠埃希菌、克雷伯菌属和肠杆菌属，其中大肠埃希菌是最常见的菌种[164, 345]，占澳大利亚单一菌种引起的假单胞菌革兰氏阴性杆菌性腹膜炎的1/3[350]。

肠源性革兰氏阴性杆菌性腹膜炎的治疗方法取决于菌种的耐药性（图7）。ESBL是一种主要以质粒介导的酶家族，可以被β-内酰胺类抗生素灭活。ESBL会导致较差的临床结局，许多ESBL产生的菌株也对喹诺酮类和氨基糖苷类药物具有耐药性[351]。在中国，产ESBL的大肠埃希菌菌株引起的腹膜炎占比已增加到47%[349]；在巴西，只有不到50%的大肠埃希菌性腹膜炎患者可以得到治愈[352]。治疗大肠埃希菌性腹膜炎的失败率与二代、三代头孢菌素和喹诺酮类药物的耐药性有关[353]。在此种情况下，应放低拔管的适应证。

染色体编码的氨苄青霉素水解酶（AmpC）常由β-内酰胺类抗生素（如头孢菌素）的使用而诱导产生。"SPICE"菌种（包括沙雷菌、普鲁威登菌、吲哚阳性变形杆菌属、弗氏柠檬酸杆菌和肠杆菌种）是AmpC的主要生产者，当然它们也在其他肠杆菌中被发现过[354]。由于产AmpC的菌株可能会导致头孢菌素临床治疗腹膜炎失败，因此，这种细菌引起的腹膜炎（图7）应直接认定对低级别头孢菌素耐药，即使体外药敏试验结果是敏感型，也应如此[355]。应考虑换用第四代头孢菌素（头孢吡肬）、喹诺酮类或碳青霉烯类药物。

对于产碳青霉烯酶的肠杆菌引起的腹膜炎（图7），建议早期咨询微生物学或传染病专家，由检测到的特定碳青霉烯酶基因来决定最佳的抗感染治疗方案[356]。

（十二）非常规细菌引起的腹膜炎

对于由非常规细菌引起的腹膜炎的治疗应根据已发表的文献和微生物学家的指导意见来决定。如继发于戈登菌的腹膜炎，应联合碳青霉烯类和氨基糖苷类药物治疗至少3周[357, 358]。

继发多杀巴斯德菌（一种革兰氏阴性球菌，主要与家猫有关，有时与狗有关）的腹膜炎，可用头孢唑啉、头孢他啶或口服阿莫西林-克拉维酸治疗2周[359]。

（十三）多种微生物引起的腹膜炎

当在PD透出液中培养出多种微生物时，有存在腹腔内部病变的可能（图8）。若出现低血压、败血症、乳酸酸中毒或PD透出液淀粉酶水平升高通常提示腹腔内部疾病[360]。当怀疑存在外科源性因素时，可选择应用甲硝唑＋万古霉素，联合头孢他

啶或氨基糖苷类药物；也可考虑单用碳青霉烯类药物或哌拉西林/他唑巴坦，且需要外科医师进行评估。计算机体层成像（computed tomographic，CT）扫描可能有助于确定病变部位，特别是在患者存在血流动力学不稳定的情况下。一项对68例腹膜炎患者进行腹部检查（主要是CT扫描）的研究显示，其中近一半的患者发现腹腔内病变，包括肠梗阻、腹腔内聚集和胆道异常。腹膜炎的致病菌不能帮助预测影像学异常，而入住重症监护病房（intensive care unit，ICU）能高度预测腹腔影像学异常[361]。如果需要剖腹探查手术，通常会拔除PD导管，并继续静脉滴注抗生素。

相反，由革兰氏阳性球菌引起的多菌性腹膜炎往往预后良好。一项研究显示，在39例继发于革兰氏阳性菌感染后的多菌性腹膜炎患者中，约90%的患者初次应答良好，50%以上的患者完全治愈[22, 362]。另一个关于多菌性腹膜炎的报道也得出类似的结论，其中单纯革兰氏阳性菌性腹膜炎患者的临床结局最好[22]。一般来说，它们的临床表现与单一革兰氏阳性菌引起的腹膜炎相似，其病因很可能是接触污染。此类腹膜炎无须拔管，进行保守治疗和应用抗生素通常有效[362]。换言之，较高的

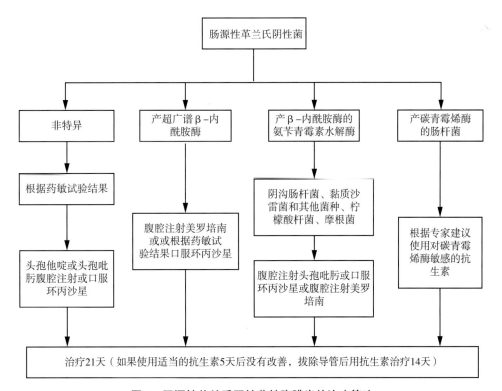

图7　肠源性革兰氏阴性菌性腹膜炎的治疗策略

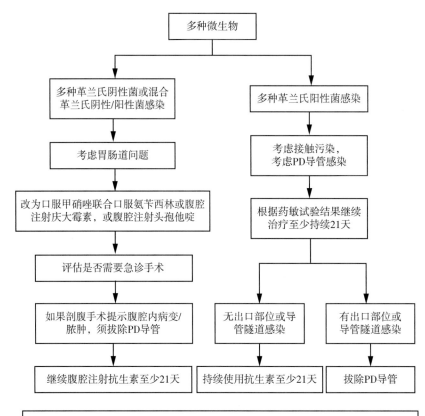

图8 多菌性腹膜炎的治疗策略

注：PD.腹膜透析。

住院率、需要手术干预和多菌性腹膜炎的死亡率似乎仅限于那些分离出肠源性细菌、真菌和/或粪球菌的患者[363]。

（十四）真菌性腹膜炎

1.当在PD液中发现真菌时，建议立即拔除PD导管（1C）。

2.建议在拔除PD导管后继续使用合适的抗真菌药物治疗至少2周（2C）。

尽管根据观察性研究，早期拔除PD导管可使患者的预后略有改善，但真菌性腹膜炎的治疗失败率和死亡率仍一直很高[364, 365]。由于真菌的鉴定需要时间，因此，革兰氏染色可支持真菌性腹膜炎的诊断。即使是基于革兰氏染色结果，也应立即开始抗真菌的经验性治疗。后续抗真菌治疗方案的选择取决于病原体的准确结果及其药敏试验结果。白假丝酵母菌和副丝裂念珠菌是常见的病原体，而后

者更为常见[112]。白假丝酵母菌的抗真菌治疗通常选择氟康唑，而其他念珠菌有时需要使用棘球白菌素（卡泊芬净、米卡芬净或阿尼芬净）或伏立康唑[215, 366]。考虑到PD液会显著削弱棘球白菌素对念珠菌属生物膜的作用，棘球白菌素的给药途径应为静脉滴注[243, 367]。伏立康唑应口服给药，因为担心透析患者静脉滴注引起环糊精的积聚；并且口服伏立康唑能迅速获得良好的腹膜浓度和最小的腹膜清除率[368]。

曲霉菌性腹膜炎的治疗需要静脉注射两性霉素B或新的唑类衍生物，如伏立康唑、泊沙康唑或艾沙康唑[369]。这些新的唑类衍生物治疗期间会出现药物相互作用，故需要仔细检查患者的用药史。图9是选择抗真菌治疗方案的建议。

（十五）培养阴性腹膜炎

已报道的培养阴性腹膜炎的危险因素包括近期使用过抗生素和不当的培养技术[37, 38, 371]。

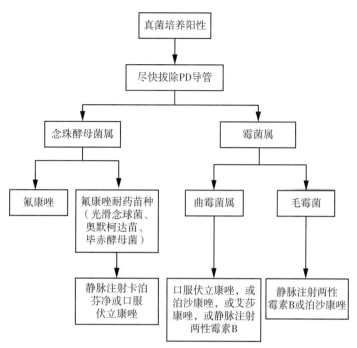

图9 真菌性腹膜炎的治疗策略
注：PD.腹膜透析。

基于大样本研究的相关数据，培养阴性腹膜炎的治疗结果还算乐观。许多培养阴性腹膜炎通过药物治疗可以完全治愈，治愈率为67.5%～82.3%[37,372,373]。对于使用抗生素后迅速改善的培养阴性腹膜炎，可能是由革兰氏阳性菌引起，应继续进行初始治疗（图10）。2周与3周疗程的治疗结果相似，因此，治疗持续时间应限制在2周内[372]。

另一方面，对于3天后PD透出液培养均无细菌生长的患者，应重新检测PD透出液白细胞计数及分类，必要时进行特殊培养以鉴别特殊的微生物，如分枝杆菌、诺卡菌、丝状真菌和其他罕见细菌。关于出口部位感染和继发性腹膜炎之间微生物的相关性，目前已发表的研究显示，近期或同时检测的出口部位细菌结果似乎并不能为调整抗生素提供足够的信息[18]。虽然出口部位感染后的30天内腹膜炎（约20%为培养阴性）的发生风险高出6倍，但腹膜炎与出口部位感染的致病菌往往不同[18]。据报道，对于初始治疗不理想的培养阴性腹膜炎患者，应用氨苄西林-舒巴坦钠和阿米卡星联合治疗，10例患者中8例好转[189]。

在培养阴性腹膜炎患者中，大约有10%的患者

需要拔除PD导管[37,372]。

（十六）结核性腹膜炎

建议抗结核治疗作为结核分枝杆菌引起的腹膜炎的主要治疗方法，而不是拔管（2C）。

结核性腹膜炎的PD患者的主要症状是腹痛（89%）和发热（81%）[374]。可能因为结核性腹膜炎的表现与细菌性腹膜炎相似，经常导致延误最佳的治疗时间。诊断困难的关键点在于，在疾病的初始阶段，PD透出液检查中以有核细胞增多为常见表现，在已发表的文献中报道该情况占65%～78%[374-376]。由于进行PD透出液抗酸杆菌培养常常延迟，而且PD透出液培养阳性（目前诊断的"金标准"）需要很长的周期，在52例结核性腹膜炎的PD患者中，从发生腹膜炎到开始治疗的平均时间为6.7周[377]。PD液中腺苷脱氨酶的测定是一种筛选试验，但其特异性不高。另一个可靠和快捷的辅助检验是通过PCR分析检测结核分枝杆菌DNA[376,378]，但其排除结核感染的敏感性不高。

治疗PD患者结核性腹膜炎的药物推荐剂量见表8。一般来说，对泛敏感结核病的初始药物治

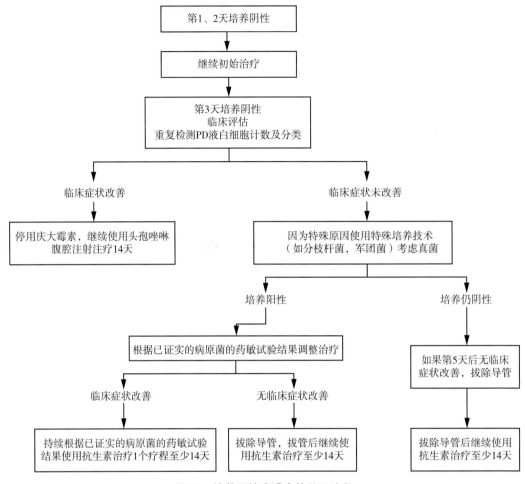

图10 培养阴性腹膜炎的处理流程
注：PD.腹膜透析。

疗包括4种药物，疗程共2个月，随后改为2种药物（异烟肼和利福平）至少维持12个月。关于治疗结核性腹膜炎的最佳药物剂量的研究证据有限，药物代谢动力学数据表明，PD患者PD透出液中药物浓度可维持在结核分枝杆菌的MIC以上，没有必要调整PD患者应用异烟肼和吡嗪酰胺的剂量[379]。然而，口服利福平可能无法达到满意的PD液药物浓度[379]。此外，PD患者开始口服利福平后应监测其血压情况，因为它具有强大的肝细胞色素P450诱导活性，导致大多数降压药物（包括氨氯地平和美托洛尔）的水平降低[182]。由于需要长期治疗，应监测药物不良反应，如乙胺丁醇相关的球后神经炎和异烟肼引起的以感觉异常和四肢灼热症状为特征的神经病变[380]。如果结核分枝杆菌对其他药物治疗敏感，则应减少或停用乙胺丁醇。

表8 治疗结核性腹膜炎的药物剂量建议

药 物	剂 量
异烟肼	口服5 mg/（kg·d）（最大剂量为300 mg/d）[389]
利福平	体重＜50 kg，口服450 mg/d；体重≥50 kg，口服600 mg/d
吡嗪酰胺	口服30 mg/kg，每周3次
左氧氟沙星	口服250 mg，每48 h 1次
氧氟沙星	口服200 mg/d[374]
乙胺丁醇	口服15 mg/kg，每48 h 1次[389]
莫西沙星	口服400 mg/d[234, 235]
吡哆醇	口服50～100 mg/d[374, 389]

许多患者对抗结核治疗有效，无须拔管，但有一篇文献报道死亡率为15%[377]。一篇综述中提及，在216例结核分枝杆菌性腹膜炎患者中，有52.4%

的患者拔除PD导管。大多数患者为经验性拔除PD导管，基于结核性腹膜炎诊断前有"细菌性"腹膜炎治疗失败的理由。拔除PD导管与改善生存率并无相关性[376]。早期确诊PD患者结核性腹膜炎对于治疗至关重要，因为治疗延迟是影响死亡率的唯一重要因素。

（十七）非结核性分枝杆菌性腹膜炎

1.建议当临床提示为非结核分枝杆菌（nontuberculous *Mycobacteria*，NTM）性腹膜炎，包括持续培养阴性腹膜炎时，应要求对抗酸杆菌进行齐-内染色（2D）。

2.建议给予有效抗生素治疗NTM性腹膜炎的同时拔除PD导管（2D）。

脓肿分枝杆菌和龟分枝杆菌是引起NTM性腹膜炎的主要原因[381-383]。已发表的病例分析强调了NTM性腹膜炎平均被延迟诊断6～30天[382,384]。鉴于这些细菌有可能被误认为是革兰氏染色的白喉或棒状杆菌属，应要求对PD透出液进行抗酸杆菌的齐-内染色检查。有持续症状但培养阴性的腹膜炎患者通常伴有出口部位感染，也应警惕NTM感染的可能性。当怀疑NTM感染时，除了使用特定的分枝杆菌培养基外，还应通知实验室将标准细菌培养的时间延长至7天[384]。

关于抗生素治疗NTM性腹膜炎的最佳治疗时间数据很少。一项对27例复发性腹膜炎的观察性研究显示，尽管疗程超过2个月，但完全治愈率仅为14.8%[382]。大多数专家建议2种敏感抗生素联合使用至少6周[385]。抗生素治疗应以分离出的菌种（及药敏谱）为指导，然后根据体外药敏试验结果选择抗生素。在选择联合抗真菌药物治疗时应咨询微生物学家或传染病专家。大多数NTM对阿米卡星敏感，但在体内对克拉霉素的耐药往往是由于活性诱导型大环内酯类耐药基因所致[382,386]。尽管对腹膜炎的PD患者治疗进行氨基糖苷类谷浓度监测并非强制性（见上文），但如果因NTM感染而需要延长药物疗程[387]，使用阿米卡星则需要进行药物监测。根据NTM管理原则，推荐手术源头控制或去除感染源。此外，为治疗目的而拔除PD导管后，只有不到20%的患者可以回归PD[381,382,384,388]。

七、未来的研究方向

与所有循证医学指南一样，目前《2022版指南》受到现有监测和管理腹膜炎证据的限制。

有关如何减少PD透出液培养阴性腹膜炎及未鉴定出明确致病菌的腹膜炎，目前还缺乏证据。除传统微生物培养外，一些新的诊断工具正在研究中。微生物培养试验方面存在的难题激发了蛋白质组学研究的兴趣[390]。这些新的生物标志物可能有助于预后判断，并进一步指导治疗决策。病原体特异性免疫指纹是有希望应用于临床的[156,157,391]。机器人应用在肾脏病学研究中仍未得到充分的利用[392,393]。

与CAPD相比，APD的腹腔注射药物剂量研究很少。APD患者腹膜炎的治疗需要进一步的药物代谢动力学数据，因为将这些患者转换为CAPD有时无法实现。此外，还需要进行随机对照试验来比较不同抗生素方案的疗效和安全性。

预防腹膜炎需要更好的策略。尽管从观察数据中可以发现腹膜炎的危险因素，包括来自国际研究PDOPPS的结果[31]，但缺乏干预性随机对照试验往往会降低建议的证据水平。有必要开展临床试验评估胃镜检查和口腔科手术前抗生素预防的益处和危害。患者对腹膜炎的看法和理解也应给予重视。虽然全球肾脏运动网络发表了关于游泳、水上运动或桑拿的建议[394]，但很多建议来自有限的证据支持。这一领域的研究将使PD患者受益。

参考文献

1. DAVENPORT A. Peritonitis remains the major clinical complication of peritoneal dialysis: the London, UK, peritonitis audit 2002-2003 [J]. Perit Dial Int, 2009, 29 (3): 297-302.

2. BROWN M C, SIMPSON K, KERSSENS J J, et al. Peritoneal dialysis-associated peritonitis rates and outcomes in a national cohort are not improving in the post-millennium (2000-2007) [J]. Perit Dial Int, 2011, 31 (6): 639-650.

3. MANERA K E, JOHNSON D W, CRAIG J C, et al. Establishing a core outcome set for peritoneal dialysis: report of the SONG-PD (standardized outcomes in

nephrology-peritoneal dialysis）consensus workshop［J］. Am J Kidney Dis, 2020, 75（3）: 404-412.

4. GHALI J R, BANNISTER K M, BROWN F G, et al. Microbiology and outcomes of peritonitis in Australian peritoneal dialysis patients［J］. Perit Dial Int, 2011, 31（6）: 651-662.

5. BOUDVILLE N, KEMP A, CLAYTON P, et al. Recent peritonitis associates with mortality among patients treated with peritoneal dialysis［J］. J Am Soc Nephrol, 2012, 23（8）: 1398-1405.

6. CHO Y, BADVE S V, HAWLEY C M, et al. Peritoneal dialysis outcomes after temporary haemodialysis transfer for peritonitis［J］. Nephrol Dial Transplant, 2014, 29（10）: 1940-1947.

7. HSIEH Y P, CHANG C C, WEN Y K, et al. Predictors of peritonitis and the impact of peritonitis on clinical outcomes of continuous ambulatory peritoneal dialysis patients in Taiwan--10 years' experience in a single center ［J］. Perit Dial Int, 2014, 34（1）: 85-94.

8. KEANE W F, ALEXANDER S R, BAILIE G R, et al. Peritoneal dialysis-related peritonitis treatment recommendations: 1996 update. Perit Dial Int, 1996, 16 （6）: 557-573.

9. KEANE W F, BAILIE G R, BOESCHOTEN E, et al. Adult peritoneal dialysis-related peritonitis treatment recommendations: 2000 update ［J］. Perit Dial Int, 2000, 20（4）: 396-411.

10. KEANE W F, EVERETT E D, GOLPER T A, et al. Peritoneal dialysis-related peritonitis treatment recommendations. 1993 update. The ad hoc advisory committee on peritonitis management. International society for peritoneal dialysis［J］. Perit Dial Int, 1993, 13（1）: 14-28.

11. PIRAINO B, BAILIE G R, BERNARDINI J, et al. Peritoneal dialysis-related infections recommendations: 2005 update ［J］. Perit Dial Int, 2005, 25（2）: 107-131.

12. LI P K, SZETO C C, PIRAINO B, et al. Peritoneal dialysis-related infections recommendations: 2010 update ［J］. Perit Dial Int, 2010, 30（4）: 393-423.

13. LI P K, SZETO C C, PIRAINO B, et al. ISPD peritonitis recommendations: 2016 update on prevention and treatment ［J］. Perit Dial Int, 2016, 36（5）: 481-508.

14. WARADY B A, BAKKALOGLU S, NEWLAND J, et al. Consensus guidelines for the prevention and treatment of catheter-related infections and peritonitis in pediatric patients receiving peritoneal dialysis: 2012 update ［J］.

Perit Dial Int, 2012, 32 Suppl 2: S32-86.

15. SAHLAWI M A, WILSON G, STALLARD B, et al. Peritoneal dialysis-associated peritonitis outcomes reported in trials and observational studies: a systematic review ［J］. Perit Dial Int, 2020, 40（2）: 132-140.

16. SZETO C C, LI P K, JOHNSON D W, et al. ISPD catheter-related infection recommendations: 2017 update ［J］. Perit Dial Int, 2017, 37（2）: 141-154.

17. LLOYD A, TANGRI N, SHAFER L A, et al. The risk of peritonitis after an exit site infection: a time-matched, case-control study ［J］. Nephrol Dial Transplant, 2013, 28（7）: 1915-1921.

18. VAN DIEPEN A T, TOMLINSON G A, JASSAL S V. The association between exit site infection and subsequent peritonitis among peritoneal dialysis patients ［J］. Clin J Am Soc Nephrol, 2012, 7（8）: 1266-1271.

19. GUPTA B, BERNARDINI J, PIRAINO B. Peritonitis associated with exit site and tunnel infections ［J］. Am J Kidney Dis, 1996, 28（3）: 415-419.

20. KERN E O, NEWMAN L N, CACHO C P, et al. Abdominal catastrophe revisited: the risk and outcome of enteric peritoneal contamination ［J］. Perit Dial Int, 2002, 22（3）: 323-334.

21. SHRESTHA B M, BROWN P, WILKIE M. Surgical peritonitis in patients on peritoneal dialysis ［J］. Perit Dial Int, 2008, 28（4）: 331-334.

22. BARRACLOUGH K, HAWLEY C M, MCDONALD S P, et al. Polymicrobial peritonitis in peritoneal dialysis patients in Australia: predictors, treatment, and outcomes ［J］. Am J Kidney Dis, 2010, 55（1）: 121-131.

23. DE FREITAS D G, GOKAL R. Sterile peritonitis in the peritoneal dialysis patient ［J］. Perit Dial Int, 2005, 25（2）: 146-151.

24. MA T K, CHOW K M, KWAN B C, et al. Peritonitis before peritoneal dialysis training: analysis of causative organisms, clinical outcomes, risk factors, and long-term consequences ［J］. Clin J Am Soc Nephrol, 2016, 11（7）: 1219-1226.

25. BALZER M S, CLAUS R, HALLER H, et al. Are ISPD guidelines on peritonitis diagnosis too narrow? a 15-year retrospective single-center cohort study on PD-associated peritonitis accounting for untrained patients ［J］. Perit Dial Int, 2019, 39（3）: 220-228.

26. CRABTREE J H, SHRESTHA B M, CHOW K M, et al. Creating and maintaining optimal peritoneal dialysis access in the adult patient: 2019 update ［J］. Perit Dial Int, 2019, 39（5）: 414-436.

27. NATAATMADJA M, CHO Y, JOHNSON D W. Continuous quality improvement initiatives to sustainably reduce peritoneal dialysis-related infections in australia and new zealand [J]. Perit Dial Int, 2016, 36 (5): 472-477.

28. SZETO C C, NG J K, FUNG W W, et al. Excessive risk and poor outcome of hospital-acquired peritoneal dialysis-related peritonitis [J]. Clin Kidney J, 2022, 15 (11): 2107-2115.

29. MARSHALL M W G, VERGER C. Peritoneal dialysis associated peritonitis rate-validation of a simplified formula [J]. Bull Dial Domic, 2012, 4 (4): 245-257.

30. KOPRIVA-ALTFAHRT G, KONIG P, MUNDLE M, et al. Exit-site care in Austrian peritoneal dialysis centers—— a nationwide survey [J]. Perit Dial Int, 2009, 29 (3): 330-339.

31. PERL J, FULLER D S, BIEBER B A, et al. Peritoneal dialysis-related infection rates and outcomes: results from the peritoneal dialysis outcomes and practice patterns study (PDOPPS) [J]. Am J Kidney Dis, 2020, 76 (1): 42-53.

32. FANG W, QIAN J, LIN A, et al. Comparison of peritoneal dialysis practice patterns and outcomes between a Canadian and a Chinese centre [J]. Nephrol Dial Transplant, 2008, 23 (12): 4021-4028.

33. YE H, ZHOU Q, FAN L, et al. The impact of peritoneal dialysis-related peritonitis on mortality in peritoneal dialysis patients [J]. BMC Nephrol, 2017, 18 (1): 186.

34. TIAN Y, XIE X, XIANG S, et al. Risk factors and outcomes of high peritonitis rate in continuous ambulatory peritoneal dialysis patients: a retrospective study [J]. Medicine (Baltimore), 2016, 95 (49): e5569.

35. MARSHALL M R. A systematic review of peritoneal dialysis-related peritonitis rates over time from national or regional population-based registries and databases [J]. Perit Dial Int, 2022, 42 (1): 39-47.

36. BROWN F, LIU W J, KOTSANAS D, et al. A quarter of a century of adult peritoneal dialysis-related peritonitis at an Australian medical center [J]. Perit Dial Int, 2007, 27 (5): 565-574.

37. SZETO C C, WONG T Y, CHOW K M, et al. The clinical course of culture-negative peritonitis complicating peritoneal dialysis [J]. Am J Kidney Dis, 2003, 42 (3): 567-574.

38. FAHIM M, HAWLEY C M, MCDONALD S P, et al. Culture-negative peritonitis in peritoneal dialysis patients in Australia: predictors, treatment, and outcomes in 435 cases [J]. Am J Kidney Dis, 2010, 55 (4): 690-697.

39. SEWELL D L, GOLPER T A, HULMAN P B, et al. Comparison of large volume culture to other methods for isolation of microorganisms from dialysate [J]. Perit Dial Int, 1990, 10 (1): 49-52.

40. WIKDAHL A M, ENGMAN U, STEGMAYR B G, et al. One-dose cefuroxime i. v. and i. p. reduces microbial growth in PD patients after catheter insertion [J]. Nephrol Dial Transplant, 1997, 12 (1): 157-160.

41. LYE W C, LEE E J, TAN C C. Prophylactic antibiotics in the insertion of Tenckhoff catheters [J]. Scand J Urol Nephrol, 1992, 26 (2): 177-180.

42. GADALLAH M F, RAMDEEN G, MIGNONE J, et al. Role of preoperative antibiotic prophylaxis in preventing postoperative peritonitis in newly placed peritoneal dialysis catheters [J]. Am J Kidney Dis, 2000, 36 (5): 1014-1019.

43. CAMPBELL D, MUDGE D W, CRAIG J C, et al. Antimicrobial agents for preventing peritonitis in peritoneal dialysis patients [J]. Cochrane Database Syst Rev, 2017, 4: CD004679.

44. BOUDVILLE N, JOHNSON D W, ZHAO J, et al. Regional variation in the treatment and prevention of peritoneal dialysis-related infections in the Peritoneal Dialysis Outcomes and Practice Patterns Study [J]. Nephrol Dial Transplant, 2019, 34 (12): 2118-2126.

45. LIN J, YE H, LI J, et al. Prevalence and risk factors of exit-site infection in incident peritoneal dialysis patients [J]. Perit Dial Int, 2020, 40 (2): 164-170.

46. YAP D Y, CHU W L, NG F, et al. Risk factors and outcome of contamination in patients on peritoneal dialysis--a single-center experience of 15 years [J]. Perit Dial Int, 2012, 32 (6): 612-616.

47. BENDER F H, BERNARDINI J, PIRAINO B. Prevention of infectious complications in peritoneal dialysis: best demonstrated practices [J]. Kidney Int Suppl, 2006, 103: S44-54.

48. JAROENPATTRAWUT B, POONVIVATCHAIKARN U, KANJANABUCH T, et al. Phytopathogen transmitted from plant to human causing peritoneal dialysis-associated peritonitis [J]. Perit Dial Int, 2021: 8968608211048063.

49. SANKAR A, SWANSON K M, ZHOU J, et al. Association of fluoroquinolone prescribing rates with black box warnings from the US food and drug administration [J]. JAMA Netw Open, 2021, 4 (12): e2136662.

50. YIP T, TSE K C, LAM M F, et al. Risks and outcomes of peritonitis after flexible colonoscopy in CAPD patients [J]. Perit Dial Int, 2007, 27 (5): 560-564.

51. MACHUCA E, ORTIZ A M, RABAGLIATI R. Streptococcus viridans-associated peritonitis after gastroscopy [J]. Adv Perit Dial, 2005, 21: 60-62.

52. POORTVLIET W, SELTEN H P, RAASVELD M H, et al. CAPD peritonitis after colonoscopy: follow the guidelines [J]. Neth J Med, 2010, 68 (9): 377-378.

53. HOLLEY J L, UDEKWU A, RAULT R, et al. The risks of laparoscopic cholecystectomy in CAPD compared with hemodialysis patients: a study of ten patients [J]. Perit Dial Int, 1994, 14 (4): 395-396.

54. EKICI Y, KARAKAYALI F, YAGMURDUR M C, et al. Laparoscopic cholecystectomy in patients undergoing continuous ambulatory peritoneal dialysis: a case-control study [J]. Surg Laparosc Endosc Percutan Tech, 2009, 19 (2): 101-105.

55. GWEON T G, JUNG S H, KIM S W, et al. Risk factors for peritonitis in patients on continuous ambulatory peritoneal dialysis who undergo colonoscopy: a retrospective multicentre study [J]. BMC Gastroenterol, 2019, 19 (1): 175.

56. AL-HWIESH A K, ABDUL-RAHMAN I S, HUSSAMELDEEN M A, et al. Colonoscopy in automated peritoneal dialysis patients: value of prophylactic antibiotics: a prospective study on a single antibiotic [J]. Int J Artif Organs, 2017, 40 (10): 550-557.

57. FAN P Y, CHAN M J, LIN S H, et al. Prophylactic antibiotic reduces the risk of peritonitis after invasive gynecologic procedures [J]. Perit Dial Int, 2019, 39 (4): 356-361.

58. WU H H, LI I J, WENG C H, et al. Prophylactic antibiotics for endoscopy-associated peritonitis in peritoneal dialysis patients [J]. PLoS One, 2013, 8 (8): e71532.

59. CHAN G C, WONG S H, NG J K, et al. Risk of peritonitis after gastroscopy in peritoneal dialysis patients [J]. Perit Dial Int, 2022, 42 (2): 162-170.

60. KIM J S, JUNG E, KANG S H, et al. Safety of endoscopy in peritoneal dialysis patients [J]. Clin Transl Gastroenterol, 2021, 12 (7): e00379.

61. SUZUKI Y, MIZUNO M, KOJIMA H, et al. Oral antibiotics are effective for preventing colonoscopy-associated peritonitis as a preemptive therapy in patients on peritoneal dialysis [J]. Intern Med, 2021, 60 (3): 353-356.

62. TAKKAVATAKARN K, ANIWAN S, KAMJOHN-JIRAPHUNT N, et al. Whether antibiotic prophylaxis is necessary in peritoneal dialysis patients undergoing elective colonoscopy with postprocedural peritoneal lavage [J]. Kidney Int Rep, 2020, 5 (10): 1783-1787.

63. CHAUDHRY R I, CHOPRA T, FISSELL R, et al. Strategies to prevent peritonitis after procedures: our opinions [J]. Perit Dial Int, 2019, 39 (4): 315-319.

64. ALOBAIDI H M, COLES G A, DAVIES M, et al. Host defence in continuous ambulatory peritoneal dialysis: the effect of the dialysate on phagocyte function [J]. Nephrol Dial Transplant, 1986, 1 (1): 16-21.

65. DUWE A K, VAS S I, WEATHERHEAD J W. Effects of the composition of peritoneal dialysis fluid on chemiluminescence, phagocytosis, and bactericidal activity in vitro [J]. Infect Immun, 1981, 33 (1): 130-135.

66. GOULD A L, CHAHLA E, HACHEM C. Peritonitis following endoscopy in a patient on peritoneal dialysis with a discussion of current recommendations on antibiotic prophylaxis [J]. Case Rep Gastroenterol, 2015, 9 (3): 302-306.

67. NADEAU-FREDETTE A C, BARGMAN J M. Gastroscopy-related peritonitis in peritoneal dialysis patients [J]. Perit Dial Int, 2014, 34 (6): 667-670.

68. FIGUEIREDO A E, BERNARDINI J, BOWES E, et al. A syllabus for teaching peritoneal dialysis to patients and caregivers [J]. Perit Dial Int, 2016, 36 (6): 592-605.

69. BERNARDINI J, PRICE V, FIGUEIREDO A, et al. Peritoneal dialysis patient training, 2006 [J]. Perit Dial Int, 2006, 26 (6): 625-632.

70. CHEETHAM M S, ZHAO J, MCCULLOUGH K, et al. International peritoneal dialysis training practices and the risk of peritonitis [J]. Nephrol Dial Transplant, 2022, 37 (5): 937-949.

71. ROPE R, NANAYAKKARA N, WAZIL A, et al. Expanding CAPD in low-resource settings: a distance learning approach [J]. Perit Dial Int, 2018, 38 (5): 343-348.

72. YI C, GUO Q, LIN J, et al. Patient-doctor contact interval and clinical outcomes in continuous ambulatory peritoneal dialysis patients [J]. Am J Nephrol, 2017, 45 (4): 346-352.

73. ELLIS E N, BLASZAK C, WRIGHT S, et al. Effectiveness of home visits to pediatric peritoneal dialysis patients [J]. Perit Dial Int, 2012, 32 (4): 419-423.

74. MARTINO F, ADIBELLI Z, MASON G, et al. Home

visit program improves technique survival in peritoneal dialysis [J]. Blood Purif, 2014, 37 (4): 286-290.

75. BECHADE C, GUILLOUET S, VERGER C, et al. Centre characteristics associated with the risk of peritonitis in peritoneal dialysis: a hierarchical modelling approach based on the data of the French Language Peritoneal Dialysis Registry [J]. Nephrol Dial Transplant, 2017, 32 (6): 1018-1023.

76. RUSSO R, MANILI L, TIRABOSCHI G, et al. Patient re-training in peritoneal dialysis: why and when it is needed [J]. Kidney Int Suppl, 2006 (103): S127-132.

77. HU Y L, XU L, WANG X H, et al. Changes before and after COVID-19 pandemic on the personal hygiene behaviors and incidence of peritonitis in peritoneal-dialysis patients: a multi-center retrospective study [J]. Int Urol Nephrol, 2022, 54 (2): 411-419.

78. DONG J, CHEN Y. Impact of the bag exchange procedure on risk of peritonitis [J]. Perit Dial Int, 2010, 30 (4): 440-447.

79. PIRAINO B, BERNARDINI J, BROWN E, et al. ISPD position statement on reducing the risks of peritoneal dialysis-related infections [J]. Perit Dial Int, 2011, 31 (6): 614-630.

80. CHANG J H, OH J, PARK S K, et al. Frequent patient retraining at home reduces the risks of peritoneal dialysis-related infections: a randomised study [J]. Sci Rep, 2018, 8 (1): 12919.

81. LJUNGMAN S, JENSEN J E, PAULSEN D, et al. Retraining for prevention of peritonitis in peritoneal dialysis patients: a randomized controlled trial [J]. Perit Dial Int, 2020, 40 (2): 141-152.

82. XU Y, ZHANG Y, YANG B, et al. Prevention of peritoneal dialysis-related peritonitis by regular patient retraining via technique inspection or oral education: a randomized controlled trial [J]. Nephrol Dial Transplant, 2020, 35 (4): 676-686.

83. CHOW K M, PANG W F, SZETO C C, et al. Playing cat and mouse with a gram-negative organism causing peritonitis [J]. Perit Dial Int, 2010, 30 (6): 662-663.

84. BOUDVILLE N, MCCULLOUGH K, BIEBER B, et al. A different PET test: the relationship between pet ownership and peritonitis risk in the Peritoneal Dialysis Outcomes and Practice Patterns Study (PDOPPS) [J]. Perit Dial Int, 2023: 8968608221144450.

85. MIRZAI S, RIFAI A O, TIDRICK A, et al. A case report on pasteurella multocida peritoneal dialysis-associated peritonitis: when cats think medical equipment are toys [J]. Case Rep Nephrol, 2019, 2019: 5150695.

86. PAUL R V, ROSTAND S G. Cat-bite peritonitis: Pasteurella multocida peritonitis following feline contamination of peritoneal dialysis tubing [J]. Am J Kidney Dis, 1987, 10 (4): 318-319.

87. NISHINA M, YANAGI H, KOIZUMI M, et al. Pasteurella multocida peritonitis associated with a cat in a peritoneal dialysis patient using an automated cycler device [J]. CEN Case Rep, 2012, 1 (2): 73-76.

88. MAKIN A J, CARTWRIGHT K A, BANKS R A. Keeping the cat out of the bag: a hazard in continuous ambulatory peritoneal dialysis [J]. BMJ, 1991, 303 (6817): 1610-1611.

89. SEDLACEK M, COTTER J G, SURIAWINATA A A, et al. Mucormycosis peritonitis: more than 2 years of disease-free follow-up after posaconazole salvage therapy after failure of liposomal amphotericin B [J]. Am J Kidney Dis, 2008, 51 (2): 302-306.

90. FREEMAN A F, ZHENG X T, LANE J C, et al. Pasteurella aerogenes hamster bite peritonitis [J]. Pediatr Infect Dis J, 2004, 23 (4): 368-370.

91. CAMPOS A, TAYLOR J H, CAMPBELL M. Hamster bite peritonitis: pasteurella pneumotropica peritonitis in a dialysis patient [J]. Pediatr Nephrol, 2000, 15 (1-2): 31-32.

92. LONDON R D, BOTTONE E J. Pasteurella multocida: zoonotic cause of peritonitis in a patient undergoing peritoneal dialysis [J]. Am J Med, 1991, 91 (2): 202-204.

93. ADAPA S, NARAMALA S, MADHIRA B R, et al. Peritonitis secondary to uncommon gram-negative coccobacillus transmitted from a cat in a patient on peritoneal dialysis [J]. J Investig Med High Impact Case Rep, 2019, 7: 2324709619895165.

94. ABEBE M, LAVEGLIA C, GEORGE S, et al. Pet-related peritonitis and its prevention in peritoneal dialysis: a case study [J]. Perit Dial Int, 2014, 34 (4): 466-468.

95. DAVIES S J, ZHAO J, MORGENSTERN H, et al. Low serum potassium levels and clinical outcomes in peritoneal dialysis-international results from PDOPPS [J]. Kidney Int Rep, 2021, 6 (2): 313-324.

96. AL SAHLAWI M, ZHAO J, MCCULLOUGH K, et al. Variation in peritoneal dialysis-related peritonitis outcomes in the peritoneal dialysis outcomes and practice patterns study (PDOPPS) [J]. Am J Kidney Dis,

2021, 79（1）: 45-55.

97. SU C Y, PEI J, LU X H, et al. Gastrointestinal symptoms predict peritonitis rates in CAPD patients［J］. Clin Nephrol, 2012, 77（4）: 267-274.

98. CHUANG Y W, SHU K H, YU T M, et al. Hypokalaemia: an independent risk factor of Enterobacteriaceae peritonitis in CAPD patients［J］. Nephrol Dial Transplant, 2009, 24（5）: 1603-1608.

99. RIBEIRO S C, FIGUEIREDO A E, BARRETTI P, et al. Low serum potassium levels increase the infectious-caused mortality in peritoneal dialysis patients: a propensity-matched score study［J］. PLoS One, 2015, 10（6）: e0127453.

100. LIU D, LIN Y, GONG N, et al. Degree and duration of hypokalemia associated with peritonitis in patients undergoing peritoneal dialysis［J］. Int J Clin Pract, 2021, 75（8）: e14188.

101. PICHITPORN W, KANJANABUCH T, PHANNAJIT J, et al. Efficacy of potassium supplementation in hypokalemic patients receiving peritoneal dialysis: a randomized controlled trial［J］. Am J Kidney Dis, 2022, 80（5）: 580-588.

102. VIROJANAWAT M, PUAPATANAKUL P, CHUENGSAMAN P, et al. Hypokalemia in peritoneal dialysis patients in Thailand: the pivotal role of low potassium intake［J］. Int Urol Nephrol, 2021, 53（7）: 1463-1471.

103. SZETO C C, CHOW K M, KWAN B C, et al. Hypokalemia in Chinese peritoneal dialysis patients: prevalence and prognostic implication［J］. Am J Kidney Dis, 2005, 46（1）: 128-135.

104. AFSAR B, ELSURER R, BILGIC A, et al. Regular lactulose use is associated with lower peritonitis rates: an observational study［J］. Perit Dial Int, 2010, 30（2）: 243-246.

105. NOPPAKUN K, NARONGCHAI T, CHAIWARITH R, et al. Comparative effectiveness of lactulose and sennosides for the prevention of peritoneal dialysis-related peritonitis: an open-label, randomized, active-controlled trial［J］. Ann Med, 2021, 53（1）: 365-374.

106. PEREZ-FONTAN M, MACHADO LOPES D, GARCIA ENRIQUEZ A, et al. Inhibition of gastric acid secretion by H2 receptor antagonists associates a definite risk of enteric peritonitis and infectious mortality in patients treated with peritoneal dialysis［J］. PLoS One, 2016, 11（2）: e0148806.

107. MAEDA S, YAMAGUCHI M, MAEDA K, et al. Proton pump inhibitor use increases the risk of peritonitis in peritoneal dialysis patients［J］. PLoS One, 2019, 14（11）: e0224859.

108. NESSIM S J, TOMLINSON G, BARGMAN J M, et al. Gastric acid suppression and the risk of enteric peritonitis in peritoneal dialysis patients［J］. Perit Dial Int, 2008, 28（3）: 246-251.

109. ZHONG H J, LIN D, LU Z Y, et al. Use of gastric-acid suppressants may be a risk factor for enteric peritonitis in patients undergoing peritoneal dialysis: a meta-analysis［J］. J Clin Pharm Ther, 2019, 44（2）: 209-215.

110. WANG A Y, YU A W, LI P K, et al. Factors predicting outcome of fungal peritonitis in peritoneal dialysis: analysis of a 9-year experience of fungal peritonitis in a single center［J］. Am J Kidney Dis, 2000, 36（6）: 1183-1192.

111. GOLDIE S J, KIERNAN-TRIDLE L, TORRES C, et al. Fungal peritonitis in a large chronic peritoneal dialysis population: a report of 55 episodes［J］. Am J Kidney Dis, 1996, 28（1）: 86-91.

112. AURICCHIO S, GIOVENZANA M E, POZZI M, et al. Fungal peritonitis in peritoneal dialysis: a 34-year single centre evaluation［J］. Clin Kidney J, 2018, 11（6）: 874-880.

113. CHOU C Y, KAO M T, KUO H L, et al. Gram-negative and polymicrobial peritonitis are associated with subsequent fungal peritonitis in CAPD patients［J］. Perit Dial Int, 2006, 26（5）: 607-608.

114. ROBITAILLE P, MEROUANI A, CLERMONT M J, et al. Successful antifungal prophylaxis in chronic peritoneal dialysis: a pediatric experience［J］. Perit Dial Int, 1995, 15（1）: 77-79.

115. ZARUBA K, PETERS J, JUNGBLUTH H. Successful prophylaxis for fungal peritonitis in patients on continuous ambulatory peritoneal dialysis: six years' experience［J］. Am J Kidney Dis, 1991, 17（1）: 43-46.

116. WONG P N, LO K Y, TONG G M, et al. Prevention of fungal peritonitis with nystatin prophylaxis in patients receiving CAPD［J］. Perit Dial Int, 2007, 27（5）: 531-536.

117. THODIS E, VAS S I, BARGMAN J M, et al. Nystatin prophylaxis: its inability to prevent fungal peritonitis in patients on continuous ambulatory peritoneal dialysis［J］. Perit Dial Int, 1998, 18（6）: 583-589.

118. WILLIAMS P F, MONCRIEFF N, MARRIOTT J.

No benefit in using nystatin prophylaxis against fungal peritonitis in peritoneal dialysis patients [J]. Perit Dial Int, 2000, 20 (3): 352-353.

119. DAVENPORT A, WELLSTED D, PAN THAMES RENAL AUDIT PERITONEAL DIALYSIS G. Does antifungal prophylaxis with daily oral fluconazole reduce the risk of fungal peritonitis in peritoneal dialysis patients? The Pan Thames Renal Audit [J]. Blood Purif, 2011, 32 (3): 181-185.

120. LOPES K, ROCHA A, RODRIGUES A, et al. Long-term peritoneal dialysis experience: quality control supports the use of fluconazole to prevent fungal peritonitis [J]. Int J Artif Organs, 2013, 36 (7): 484-488.

121. KUMAR K V, MALLIKARJUNA H M, GOKULNAT H, et al. Fungal peritonitis in continuous ambulatory peritoneal dialysis: the impact of antifungal prophylaxis on patient and technique outcomes [J]. Indian J Nephrol, 2014, 24 (5): 297-301.

122. LO W K, CHAN C Y, CHENG S W, et al. A prospective randomized control study of oral nystatin prophylaxis for Candida peritonitis complicating continuous ambulatory peritoneal dialysis [J]. Am J Kidney Dis, 1996, 28 (4): 549-552.

123. RESTREPO C, CHACON J, MANJARRES G. Fungal peritonitis in peritoneal dialysis patients: successful prophylaxis with fluconazole, as demonstrated by prospective randomized control trial [J]. Perit Dial Int, 2010, 30 (6): 619-625.

124. SHUKLA A, ABREU Z, BARGMAN J M. Streptococcal PD peritonitis—a 10-year review of one centre's experience [J]. Nephrol Dial Transplant, 2006, 21 (12): 3545-3549.

125. KIDDY K, BROWN P P, MICHAEL J, et al. Peritonitis due to streptococcus viridans in patients receiving continuous ambulatory peritoneal dialysis [J]. Br Med J (Clin Res Ed), 1985, 290 (6473): 969-970.

126. YUEN K Y, SETO W H, CHING T Y, et al. An outbreak of Candida tropicalis peritonitis in patients on intermittent peritoneal dialysis [J]. J Hosp Infect, 1992, 22 (1): 65-72.

127. CHENG V C, LO W K, WOO P C, et al. Polymicrobial outbreak of intermittent peritoneal dialysis peritonitis during external wall renovation at a dialysis center [J]. Perit Dial Int, 2001, 21 (3): 296-301.

128. GREAVES I, KANE K, RICHARDS N T, et al. Pigeons and peritonitis? [J]. Nephrol Dial Transplant,

1992, 7 (9): 967-969.

129. TEITELBAUM I. Cloudy peritoneal dialysate: it's not always infection [J]. Contrib Nephrol, 2006, 150: 187-194.

130. GOULD I M, CASEWELL M W. The laboratory diagnosis of peritonitis during continuous ambulatory peritoneal dialysis [J]. J Hosp Infect, 1986, 7 (2): 155-160.

131. FLANIGAN M J, FREEMAN R M, LIM V S. Cellular response to peritonitis among peritoneal dialysis patients [J]. Am J Kidney Dis, 1985, 6 (6): 420-424.

132. CHANG J J, YEUN J Y, HASBARGEN J A. Pneumoperitoneum in peritoneal dialysis patients [J]. Am J Kidney Dis, 1995, 25 (2): 297-301.

133. MALES B M, WALSHE J J, AMSTERDAM D. Laboratory indices of clinical peritonitis: total leukocyte count, microscopy, and microbiologic culture of peritoneal dialysis effluent [J]. J Clin Microbiol, 1987, 25 (12): 2367-2371.

134. MUGAMBI S M, ULLIAN M E. Bacteremia, sepsis, and peritonitis with Pasteurella multocida in a peritoneal dialysis patient [J]. Perit Dial Int, 2010, 30 (3): 381-383.

135. GALVAO C, SWARTZ R, ROCHER L, et al. Acinetobacter peritonitis during chronic peritoneal dialysis [J]. Am J Kidney Dis, 1989, 14 (2): 101-104.

136. MORDUCHOWICZ G, VAN DYK D J, WITTENBERG C, et al. Bacteremia complicating peritonitis in peritoneal dialysis patients [J]. Am J Nephrol, 1993, 13 (4): 278-280.

137. PENVEN M, LALIEU A, BORUCHOWICZ A, et al. Bacteremia caused by Elizabethkingia miricola in a patient with acute pancreatitis and peritoneal dialysis [J]. Med Mal Infect, 2020, 50 (4): 379-381.

138. LEE C C, SUN C Y, CHANG K C, et al. Positive dialysate gram stain predicts outcome of empirical antibiotic therapy for peritoneal dialysis-associated peritonitis [J]. Ther Apher Dial, 2010, 14 (2): 201-208.

139. BUCHANAN R, FAN S, NICFHOGARTAIGH C. Performance of gram stains and 3 culture methods in the analysis of peritoneal dialysis fluid [J]. Perit Dial Int, 2019, 39 (2): 190-192.

140. DE FIJTER C W H. Gram stain of peritoneal dialysis fluid: the potential of direct policy-determining importance in early diagnosis of fungal peritonitis [J].

Perit Dial Int, 2019, 39 (6): 574-575.

141. FINCH R C, HOLLIDAY A P, INNES A, et al. Pharmacokinetic behavior of intraperitoneal teicoplanin during treatment of peritonitis complicating continuous ambulatory peritoneal dialysis [J]. Antimicrob Agents Chemother, 1996, 40 (8): 1971-1972.

142. BLUNDEN M, ZEITLIN D, ASHMAN N, et al. Single UK centre experience on the treatment of PD peritonitis--antibiotic levels and outcomes [J]. Nephrol Dial Transplant, 2007, 22 (6): 1714-1719.

143. TANRATANANON D, DEEKAE S, RAKSASUK S, et al. Evaluation of different methods to improve culture-negative peritoneal dialysis-related peritonitis: a single-center study [J]. Ann Med Surg (Lond), 2021, 63: 102139.

144. CHOW K M, CHOW V C, SZETO C C, et al. Continuous ambulatory peritoneal dialysis peritonitis: broth inoculation culture versus water lysis method [J]. Nephron Clin Pract, 2007, 105 (3): c121-125.

145. RUNNEGAR N, CHOW K M, JOHNSON D, et al. Reply to: ISPD 2022 recommendations for identification of causative organisms in peritonitis [J]. Perit Dial Int, 2022, 42 (6): 654-655.

146. IYER R N, REDDY A K, GANDE S, et al. Evaluation of different culture methods for the diagnosis of peritonitis in patients on continuous ambulatory peritoneal dialysis [J]. Clin Microbiol Infect, 2014, 20 (5): O294-296.

147. GANAPATHY PILLAY S, MOHD AMIN S D W, MASRI S N, et al. Evaluation of Tween 80 incorporated media to increase pathogen isolation from peritoneal fluid of CAPD patients at Hospital Kuala Lumpur [J]. Malays J Pathol, 2021, 43 (2): 261-268.

148. KANJANABUCH T, CHATSUWAN T, UDOMSAN-TISUK N, et al. Association of local unit sampling and microbiology laboratory culture practices with the ability to identify causative pathogens in peritoneal dialysis-associated peritonitis in thailand [J]. Kidney Int Rep, 2021, 6 (4): 1118-1129.

149. KANJANABUCH T, PUAPATANAKUL P, SAEJEW T, et al. The culture from peritoneal dialysis catheter enhances yield of microorganism identification in peritoneal dialysis-related peritonitis [J]. Perit Dial Int, 2020, 40 (1): 93-95.

150. PARK S J, LEE J Y, TAK W T, et al. Using reagent strips for rapid diagnosis of peritonitis in peritoneal dialysis patients [J]. Adv Perit Dial, 2005, 21: 69-71.

151. RO Y, HAMADA C, IO H, et al. Rapid, simple, and reliable method for the diagnosis of CAPD peritonitis using the new MMP-9 test kit [J]. J Clin Lab Anal, 2004, 18 (4): 224-230.

152. ABBOTT I J, SLAVIN M A, TURNIDGE J D, et al. Stenotrophomonas maltophilia: emerging disease patterns and challenges for treatment [J]. Expert Rev Anti Infect Ther, 2011, 9 (4): 471-488.

153. SZETO C C, NG J K, FUNG W W, et al. Polymerase chain reaction/electrospray ionization-mass spectrometry (PCR/ESI-MS) is not suitable for rapid bacterial identification in peritoneal dialysis effluent [J]. Perit Dial Int, 2021, 41 (1): 96-100.

154. AHMADI S H, NEELA V, HAMAT R A, et al. Rapid detection and identification of pathogens in patients with continuous ambulatory peritoneal dialysis (CAPD) associated peritonitis by 16s rRNA gene sequencing [J]. Trop Biomed, 2013, 30 (4): 602-607.

155. RAMIREZ RAMIREZ M G, IBARRA SIFUENTES H R, ALVIZURES SOLARES S R, et al. Candida tropicalis in peritoneal dialysis-related peritonitis diagnosed by matrix-assisted laser desorption/ionization time-of-flight mass spectrometry [J]. Saudi J Kidney Dis Transpl, 2021, 32 (1): 245-248.

156. ZHANG J, FRIBERG I M, KIFT-MORGAN A, et al. Machine-learning algorithms define pathogen-specific local immune fingerprints in peritoneal dialysis patients with bacterial infections [J]. Kidney Int, 2017, 92 (1): 179-191.

157. LIN C Y, ROBERTS G W, KIFT-MORGAN A, et al. Pathogen-specific local immune fingerprints diagnose bacterial infection in peritoneal dialysis patients [J]. J Am Soc Nephrol, 2013, 24 (12): 2002-2009.

158. GOODLAD C, GEORGE S, SANDOVAL S, et al. Measurement of innate immune response biomarkers in peritoneal dialysis effluent using a rapid diagnostic point-of-care device as a diagnostic indicator of peritonitis [J]. Kidney Int, 2020, 97 (6): 1253-1259.

159. CHAMROENSAKCHAI T, MANUPRASERT W, PUAPATANAKUL P, et al. Serum galactomannan index for the rapid diagnosis of fungal peritonitis in patients with peritoneal dialysis [J]. Kidney Int Rep, 2020, 5 (4): 530-534.

160. WORASILCHAI N, LEELAHAVANICHKUL A, KANJANABUCH T, et al. (1-->3)-beta-D-glucan and galactomannan testing for the diagnosis of fungal peritonitis in peritoneal dialysis patients, a pilot study [J].

Med Mycol, 2015, 53（4）: 338-346.

161. CHAMROENSAKCHAI T, MANUPRASERT W, LEELAHAVANICHKUL A, et al. Rhodococcus induced false-positive galactomannan（GM）, a biomarker of fungal presentation, in patients with peritoneal dialysis: case reports［J］. BMC Nephrol, 2019, 20（1）: 445.

162. BALLINGER A E, PALMER S C, WIGGINS K J, et al. Treatment for peritoneal dialysis-associated peritonitis［J］. Cochrane Database Syst Rev, 2014（4）: CD005284.

163. HTAY H, CHO Y, PASCOE E M, et al. Center effects and peritoneal dialysis peritonitis outcomes: analysis of a national registry［J］. Am J Kidney Dis, 2018, 71（6）: 814-821.

164. ZELENITSKY S A, HOWARTH J, LAGACE-WIENS P, et al. Microbiological trends and antimicrobial resistance in peritoneal dialysis-related peritonitis, 2005 to 2014［J］. Perit Dial Int, 2017, 37（2）: 170-176.

165. BADVE S V, HAWLEY C M, MCDONALD S P, et al. Use of aminoglycosides for peritoneal dialysis-associated peritonitis does not affect residual renal function［J］. Nephrol Dial Transplant, 2012, 27（1）: 381-387.

166. BAKER R J, SENIOR H, CLEMENGER M, et al. Empirical aminoglycosides for peritonitis do not affect residual renal function［J］. Am J Kidney Dis, 2003, 41（3）: 670-675.

167. LUI S L, CHENG S W, NG F, et al. Cefazolin plus netilmicin versus cefazolin plus ceftazidime for treating CAPD peritonitis: effect on residual renal function［J］. Kidney Int, 2005, 68（5）: 2375-2380.

168. TOKGOZ B, SOMDAS M A, UCAR C, et al. Correlation between hearing loss and peritonitis frequency and administration of ototoxic intraperitoneal antibiotics in patients with CAPD［J］. Ren Fail, 2010, 32（2）: 179-184.

169. WONG K M, CHAN Y H, CHEUNG C Y, et al. Cefepime versus vancomycin plus netilmicin therapy for continuous ambulatory peritoneal dialysis-associated peritonitis［J］. Am J Kidney Dis, 2001, 38（1）: 127-131.

170. KITRUNGPHAIBOON T, PUAPATANAKUL P, CHUENGSAMAN P, et al. Intraperitoneal cefepime monotherapy versus combination therapy of cefazolin plus ceftazidime for empirical treatment of CAPD-associated peritonitis: a multicenter, open-label, noninferiority, randomized, controlled trial［J］. Am

J Kidney Dis, 2019, 74（5）: 601-609.

171. LI P K, IP M, LAW M C, et al. Use of intraperitoneal cefepime as monotherapy in treatment of CAPD peritonitis［J］. Perit Dial Int, 2000, 20（2）: 232-234.

172. FONTAN M P, CAMBRE H D, RODRIGUEZ-CARMONA A, et al. Treatment of peritoneal dialysis-related peritonitis with ciprofloxacin monotherapy: clinical outcomes and bacterial susceptibility over two decades［J］. Perit Dial Int, 2009, 29（3）: 310-318.

173. MUTHUCUMARANA K, HOWSON P, CRAWFORD D, et al. The relationship between presentation and the time of initial administration of antibiotics with outcomes of peritonitis in peritoneal dialysis patients: the prompt study［J］. Kidney Int Rep, 2016, 1（2）: 65-72.

174. OKI R, TSUJI S, HAMASAKI Y, et al. Time until treatment initiation is associated with catheter survival in peritoneal dialysis-related peritonitis［J］. Sci Rep, 2021, 11（1）: 6547.

175. DOS SANTOS A, HERNANDES R T, MONTELLI A C, et al. Clinical and microbiological factors predicting outcomes of nonfermenting gram-negative bacilli peritonitis in peritoneal dialysis［J］. Sci Rep, 2021, 11（1）: 12248.

176. LYE W C, WONG P L, VAN DER STRAATEN J C, et al. A prospective randomized comparison of single versus multidose gentamicin in the treatment of CAPD peritonitis［J］. Adv Perit Dial, 1995, 11: 179-181.

177. VARGHESE J M, ROBERTS J A, WALLIS S C, et al. Pharmacokinetics of intraperitoneal gentamicin in peritoneal dialysis patients with peritonitis（GIPD study）［J］. Clin J Am Soc Nephrol, 2012, 7（8）: 1249-1256.

178. MANLEY H J, BAILIE G R, FRYE R, et al. Pharmacokinetics of intermittent intravenous cefazolin and tobramycin in patients treated with automated peritoneal dialysis［J］. J Am Soc Nephrol, 2000, 11（7）: 1310-1316.

179. ROBERTS D M, RANGANATHAN D, WALLIS S C, et al. Pharmacokinetics of intraperitoneal cefalothin and cefazolin in patients being treated for peritoneal dialysis-associated peritonitis［J］. Perit Dial Int, 2016, 36（4）: 415-420.

180. TOSUKHOWONG T, EIAM-ONG S, THAMUTOK K, et al. Pharmacokinetics of intraperitoneal cefazolin and gentamicin in empiric therapy of peritonitis in continuous ambulatory peritoneal dialysis patients［J］. Perit Dial Int, 2001, 21（6）: 587-594.

181. PEERAPORNRATANA S, CHARIYAVILASKUL

P，KANJANABUCH T，et al. Short-dwell cycling intraperitoneal cefazolin plus ceftazidime in peritoneal dialysis patients［J］. Perit Dial Int，2017，37（2）：218-224.

182. AGRAWAL A，AGARWAL S K，KALEEKAL T，et al. Rifampicin and anti-hypertensive drugs in chronic kidney disease：pharmacokinetic interactions and their clinical impact［J］. Indian J Nephrol，2016，26（5）：322-328.

183. ALBIN H C，DEMOTES-MAINARD F M，BOUCHET J L，et al. Pharmacokinetics of intravenous and intraperitoneal cefotaxime in chronic ambulatory peritoneal dialysis［J］. Clin Pharmacol Ther，1985，38（3）：285-289.

184. LEUNG C B，SZETO C C，CHOW K M，et al. Cefazolin plus ceftazidime versus imipenem/cilastatin monotherapy for treatment of CAPD peritonitis--a randomized controlled trial［J］. Perit Dial Int，2004，24（5）：440-446.

185. ALBIN H，RAGNAUD J M，DEMOTES-MAINARD F，et al. Pharmacokinetics of intravenous and intraperitoneal ceftriaxone in chronic ambulatory peritoneal dialysis［J］. Eur J Clin Pharmacol，1986，31（4）：479-483.

186. BIERHOFF M，KRUTWAGEN E，VAN BOMMEL E F，et al. Listeria peritonitis in patients on peritoneal dialysis：two cases and a review of the literature［J］. Neth J Med，2011，69（10）：461-464.

187. BOSS K，WIEGARD-SZRAMEK I，DZIOBAKA J，et al. Intraperitoneal ampicillin treatment for peritoneal dialysis- related peritonitis with Listeria monocytogenes - a case report［J］. BMC Nephrol，2020，21（1）：404.

188. YIP T，TSE K C，NG F，et al. Clinical course and outcomes of single-organism Enterococcus peritonitis in peritoneal dialysis patients［J］. Perit Dial Int，2011，31（5）：522-528.

189. LAM M F，TANG B S，TSE K C，et al. Ampicillin-sulbactam and amikacin used as second-line antibiotics for patients with culture-negative peritonitis［J］. Perit Dial Int，2008，28（5）：540-542.

190. FITZPATRICK M A，ESTERLY J S，POSTELNICK M J，et al. Successful treatment of extensively drug-resistant Acinetobacter baumannii peritoneal dialysis peritonitis with intraperitoneal polymyxin B and ampicillin-sulbactam［J］. Ann Pharmacother，2012，46（7-8）：e17.

191. ZAIDENSTEIN R，WEISSGARTEN J，DISHI V，et al. Pharmacokinetics of intraperitoneal piperacillin/tazobactam in patients on peritoneal dialysis with and without pseudomonas peritonitis［J］. Perit Dial Int，2000，20（2）：227-231.

192. PASADAKIS P，THODIS E，EUTHIMIADOU A，et al.Treatment of CAPD peritonitis with clavulanate potentiated ticarcillin［J］. Adv Perit Dial，1992，8：238-241.

193. FUIANO G，SEPE V，VISCIONE M，et al，Conte G. Effectiveness of single daily intraperitoneal administration of aztreonam and cefuroxime in the treatment of peritonitis in continuous ambulatory peritoneal dialysis（CAPD）［J］. Perit Dial Int，1989，9（4）：273-275.

194. DRATWA M，GLUPCZYNSKI Y，LAMEIRE N，et al. Treatment of gram-negative peritonitis with aztreonam in patients undergoing continuous ambulatory peritoneal dialysis［J］. Rev Infect Dis，1991，13 Suppl 7：S645-S647.

195. GERIG J S，BOLTON N D，SWABB E A，et al. Effect of hemodialysis and peritoneal dialysis on aztreonam pharmacokinetics［J］. Kidney Int，1984，26（3）：308-318.

196. CHENG I K，CHAN C Y，WONG W T，et al. A randomized prospective comparison of oral versus intraperitoneal ciprofloxacin as the primary treatment of peritonitis complicating continuous ambulatory peritoneal dialysis［J］. Perit Dial Int，1993，13 Suppl 2：S351-354.

197. CHANG M J，NAMGUNG H，CHOI H D，et al. Pharmacokinetics of clindamycin in the plasma and dialysate after intraperitoneal administration of clindamycin phosphoester to patients on continuous ambulatory peritoneal dialysis：an open-label，prospective，single-dose，two-institution study［J］. Basic Clin Pharmacol Toxicol，2012，110（6）：504-509.

198. SAINT PAUL L P，FICHEUX M，DEBRUYNE D，et al. Pharmacokinetics of 300 mg/d intraperitoneal daptomycin：new insight from the daptoDP study［J］. Perit Dial Int，2018，38（6）：463-466.

199. LIN S Y，HO M W，LIU J H，et al. Successful salvage of peritoneal catheter in unresolved methicillin-resistant staphylococcus aureus peritonitis by combination treatment with daptomycin and rifampin［J］. Blood Purif，2011，32（4）：249-252.

200. HUEN S C，HALL I，TOPAL J，et al，Abu-Alfa AK. Successful use of intraperitoneal daptomycin in the treatment of vancomycin-resistant enterococcus

peritonitis [J]. Am J Kidney Dis, 2009, 54 (3): 538-541.

201. PEREZ MELON C, BORRAJO PROL M, IGLESIAS E, et al. Daptomycin in peritoneal dialysis, intraperitoneal or intravenous [J]. Nefrologia, 2016, 36 (4): 461-462.

202. GILMORE J F, KIM M, LASALVIA M T, et al. Treatment of enterococcal peritonitis with intraperitoneal daptomycin in a vancomycin-allergic patient and a review of the literature [J]. Perit Dial Int, 2013, 33 (4): 353-357.

203. KUSSMANN M, BAUMANN A, HAUER S, et al. Compatibility of fosfomycin with different commercial peritoneal dialysis solutions [J]. Eur J Clin Microbiol Infect Dis, 2017, 36 (11): 2237-2242.

204. KUSSMANN M, HAUER S, PICHLER P, et al. Influence of different peritoneal dialysis fluids on the in vitro activity of fosfomycin against Escherichia coli, Staphylococcus aureus, Staphylococcus epidermidis, and Pseudomonas aeruginosa [J]. Eur J Clin Microbiol Infect Dis, 2018, 37 (6): 1091-1098.

205. ANWAR N, MERCHANT M, WERE T, et al. A prospective, randomized study of the comparative safety and efficacy of intraperitoneal imipenem versus vancomycin and netilmicin in the treatment of peritonitis on CAPD [J]. Perit Dial Int, 1995, 15 (2): 167-171.

206. CHENG I K, CHAN C Y, WONG W T. A randomised prospective comparison of oral ofloxacin and intraperitoneal vancomycin plus aztreonam in the treatment of bacterial peritonitis complicating continuous ambulatory peritoneal dialysis (CAPD) [J]. Perit Dial Int, 1991, 11 (1): 27-30.

207. LYNN W A, CLUTTERBUCK E, WANT S, et al. Treatment of CAPD-peritonitis due to glycopeptide-resistant Enterococcus faecium with quinupristin/dalfopristin [J]. Lancet, 1994, 344 (8928): 1025-1026.

208. LING C W, SUD K, VAN C, et al. Pharmacokinetics of culture-directed antibiotics for the treatment of peritonitis in automated peritoneal dialysis: a systematic narrative review [J]. Perit Dial Int, 2021, 41 (3): 261-272.

209. DE FIJTER C W, JAKULJ L, AMIRI F, et al. Intraperitoneal meropenem for polymicrobial peritoneal dialysis-related peritonitis [J]. Perit Dial Int, 2016, 36 (5): 572-573.

210. VLAAR P J, VAN HULST M, BENNE C A, et al. Intraperitoneal compared with intravenous meropenem for peritoneal dialysis-related peritonitis [J]. Perit Dial Int, 2013, 33 (6): 708-709.

211. MA Y, GENG Y, JIN L, et al. Serum vancomycin levels predict the short-term adverse outcomes of peritoneal dialysis-associated peritonitis [J]. Perit Dial Int, 2023, 43 (1): 37-44.

212. FALBO DOS REIS P, BARRETTI P, MARINHO L, et al. Pharmacokinetics of intraperitoneal vancomycin and amikacin in automated peritoneal dialysis patients with peritonitis [J]. Front Pharmacol, 2021, 12: 658014.

213. DE VRIESE A S, VANDECASTEELE S J. Vancomycin: the tale of the vanquisher and the pyrrhic victory [J]. Perit Dial Int, 2014, 34 (2): 154-161.

214. LAM E, TING KAYLA LIEN Y, KRAFT W K, et al. Intraperitoneal pharmacokinetics of vancomycin in patients on automated peritoneal dialysis [J]. Clin Transl Sci, 2022, 15 (3): 649-657.

215. MATUSZKIEWICZ-ROWINSKA J. Update on fungal peritonitis and its treatment [J]. Perit Dial Int, 2009, 29 Suppl 2: S161-165.

216. DAHL N V, FOOTE E F, SEARSON K M, et al. Pharmacokinetics of intraperitoneal fluconazole during continuous cycling peritoneal dialysis [J]. Ann Pharmacother, 1998, 32 (12): 1284-1289.

217. ROBERTS D M, KAUTER G, RAY J E, et al. Intraperitoneal voriconazole in a patient with Aspergillus peritoneal dialysis peritonitis [J]. Perit Dial Int, 2013, 33 (1): 92-93.

218. KUSSMANN M, SCHUSTER L, ZEITLINGER M, et al. The influence of different peritoneal dialysis fluids on the in vitro activity of ampicillin, daptomycin, and linezolid against Enterococcus faecalis [J]. Eur J Clin Microbiol Infect Dis, 2015, 34 (11): 2257-2263.

219. SZETO C C, NG J K, CHOW K M, et al. Treatment of enterococcal peritonitis in peritoneal dialysis patients by oral amoxicillin or intra-peritoneal vancomcyin: a retrospective study [J]. Kidney Blood Press Res, 2017, 42 (5): 837-843.

220. SHALIT I, GREENWOOD R B, MARKS M I, et al. Pharmacokinetics of single-dose oral ciprofloxacin in patients undergoing chronic ambulatory peritoneal dialysis [J]. Antimicrob Agents Chemother, 1986, 30 (1): 152-156.

221. LEE C, WALKER S A N, PALMAY L, et al. Steady-state pharmacokinetics of oral ciprofloxacin in continuous cycling peritoneal dialysis patients: brief

report［J］. Perit Dial Int, 2018, 38（1）: 73-76.

222. VERBANCK J J, VERLINDE A M, VERBANCK M I, et al. Campylobacter jejuni Ⅱ peritonitis in a CCPD patient: cure by oral clarithromycin［J］. Perit Dial Int, 1999, 19（1）: 85-86.

223. MA T K, LEE K P, CHOW K M, et al. Campylobacter peritonitis complicating peritoneal dialysis: a review of 12 consecutive cases［J］. Perit Dial Int, 2013, 33（2）: 189-194.

224. O'RIORDAN J, BHALLY H S, SALMON A H, et al. Successful treatment of carbapenemase producing Enterobacteriaceae peritonitis: 'old therapy for a new bug'［J］. Perit Dial Int, 2020, 40（1）: 100-102.

225. CHEUNG C Y, CHAN S Y, YEUNG C S, et al. Carbapenem resistant enterobacteriaceae as a cause of peritonitis in a peritoneal dialysis patient［J］. Nephrology（Carlton）, 2016, 21（10）: 906-907.

226. KOOMANACHAI P, LANDERSDORFER C B, CHEN G, et al. Pharmacokinetics of colistin methanesulfonate and formed colistin in end-stage renal disease patients receiving continuous ambulatory peritoneal dialysis［J］. Antimicrob Agents Chemother, 2014, 58（1）: 440-446.

227. VAN MATRE E T, TEITELBAUM I, KISER T H. Intravenous and intraperitoneal pharmacokinetics of dalbavancin in peritoneal dialysis patients［J］. Antimicrob Agents Chemother, 2020, 64（5）: e02089-e02119.

228. CARDONE K E, LODISE T P, PATEL N, et al. Pharmacokinetics and pharmacodynamics of intravenous daptomycin during continuous ambulatory peritoneal dialysis［J］. Clin J Am Soc Nephrol, 2011, 6（5）: 1081-1088.

229. CARDONE K E, GRABE D W, KULAWY R W, et al. Ertapenem pharmacokinetics and pharmacodynamics during continuous ambulatory peritoneal dialysis［J］. Antimicrob Agents Chemother, 2012, 56（2）: 725-730.

230. CHENG I K, FANG G X, CHAU P Y, et al. A randomized prospective comparison of oral levofloxacin plus intraperitoneal（IP）vancomycin and IP netromycin plus IP vancomycin as primary treatment of peritonitis complicating CAPD［J］. Perit Dial Int, 1998, 18（4）: 371-375.

231. UNAL A, AGKUS C, KOCYIGIT I, et al. Peritoneal dialysis-related peritonitis caused by vancomycin-resistant Enterococcus faecium［J］. Ther Apher Dial, 2011, 15（1）: 115-116.

232. SONG I J, SEO J W, KWON Y E, et al. Successful treatment of vancomycin-resistant enterococcus peritonitis using linezolid without catheter removal in a peritoneal dialysis patient［J］. Perit Dial Int, 2014, 34（2）: 235-239.

233. KAWASUJI H, TSUJI Y, OGAMI C, et al. Proposal of initial and maintenance dosing regimens with linezolid for renal impairment patients［J］. BMC Pharmacol Toxicol, 2021, 22（1）: 13.

234. XU R, YANG Z, QU Z, et al. Intraperitoneal vancomycin plus either oral moxifloxacin or intraperitoneal ceftazidime for the treatment of peritoneal dialysis-related peritonitis: a randomized controlled pilot study［J］. Am J Kidney Dis, 2017, 70（1）: 30-37.

235. SKALIOTI C, TSAGANOS T, STAMATIADIS D, et al. Pharmacokinetics of moxifloxacin in patients undergoing continuous ambulatory peritoneal dialysis［J］. Perit Dial Int, 2009, 29（5）: 575-579.

236. MOSO M A, MACESIC N. Peritoneal dialysis-related peritonitis with carbapenem-resistant Klebsiella pneumoniae and vancomycin-resistant Enterococcus faecium［J］. Open Forum Infect Dis, 2021, 8（1）: ofaa525.

237. SCHEETZ M H, REDDY P, NICOLAU D P, et al. Peritoneal fluid penetration of tigecycline［J］. Ann Pharmacother, 2006, 40（11）: 2064-2067.

238. CELIK A, CIRIT M, TUNGER A, et al. Treatment of CAPD peritonitis with oral trimethoprim/ sulfamethoxazole and intraperitoneal aminoglycoside combination［J］. Perit Dial Int, 1999, 19（3）: 284-285.

239. MAHONEY M V. Clarification of trimethoprim/ sulfamethoxazole dose in CAPD［J］. Perit Dial Int, 2015, 35（1）: 116-118.

240. WONG P N, LO K Y, TONG G M, et al. Treatment of fungal peritonitis with a combination of intravenous amphotericin B and oral flucytosine, and delayed catheter replacement in continuous ambulatory peritoneal dialysis［J］. Perit Dial Int, 2008, 28（2）: 155-162.

241. SERNA J H, WANGER A, DOSEKUN A K. Successful treatment of mucormycosis peritonitis with liposomal amphotericin B in a patient on long-term peritoneal dialysis［J］. Am J Kidney Dis, 2003, 42（3）: E14-E17.

242. FRANCONIERI F, BONHOMME J, DORIOT A, et al. Fungal peritonitis caused by rhodotorula mucilaginosa in a CAPD patient treated with liposomal amphotericin b: a case report and literature review［J］.

Perit Dial Int, 2018, 38（1）: 69-73.

243. GIOIA F, GOMEZ-LOPEZ A, ALVAREZ M E, et al. Pharmacokinetics of echinocandins in suspected candida peritonitis: a potential risk for resistance［J］. Int J Infect Dis, 2020, 101: 24-28.

244. TOBUDIC S, DONATH O, VYCHYTIL A, et al. Stability of anidulafungin in two standard peritoneal dialysis fluids［J］. Perit Dial Int, 2014, 34（7）: 798-802.

245. EMAMI S, LEW S Q. Candida glabrata PD-associated peritonitis: a case report［J］. Perit Dial Int, 2018, 38（5）: 391-392.

246. BEREDAKI M I, ARENDRUP M C, ANDES D, et al. The Role of new posaconazole formulations in the treatment of candida albicans infections: data from an in vitro pharmacokinetic-pharmacodynamic model［J］. Antimicrob Agents Chemother, 2021, 65（4）: e01292-e01320.

247. WHITTY R, BARGMAN J M, KISS A, et al. Residual kidney function and peritoneal dialysis-associated peritonitis treatment outcomes［J］. Clin J Am Soc Nephrol, 2017, 12（12）: 2016-2022.

248. LAM E, LIEN Y T K, KRAFT W K, et al. Vancomycin in peritoneal dialysis: clinical pharmacology considerations in therapy［J］. Perit Dial Int, 2020, 40（4）: 384-393.

249. CHANG W M, CHENG E, SHALANSKY K, et al. Evaluation of intraperitoneal vancomycin in peritoneal dialysis-associated peritonitis［J］. Perit Dial Int, 2021: 8968608211051579.

250. STEVENSON S, TANG W, CHO Y, et al. The role of monitoring vancomycin levels in patients with peritoneal dialysis-associated peritonitis［J］. Perit Dial Int, 2015, 35（2）: 222-228.

251. MULHERN J G, BRADEN G L, O'SHEA M H, et al. Trough serum vancomycin levels predict the relapse of gram-positive peritonitis in peritoneal dialysis patients［J］. Am J Kidney Dis, 1995, 25（4）: 611-615.

252. DAHLAN R, LAVOIE S, BIYANI M, et al. A high serum vancomycin level is associated with lower relapse rates in coagulase-negative staphylococcal peritonitis［J］. Perit Dial Int, 2014, 34（2）: 232-235.

253. LORTHOLARY O, TOD M, COHEN Y, et al. Aminoglycosides［J］. Med Clin North Am, 1995, 79（4）: 761-787.

254. RUBIN J. Tobramycin absorption from the peritoneal cavity［J］. Perit Dial Int, 1990, 10（4）: 295-297.

255. TANG W, CHO Y, HAWLEY C M, et al. The role of monitoring gentamicin levels in patients with gram-negative peritoneal dialysis-associated peritonitis［J］. Perit Dial Int, 2014, 34（2）: 219-226.

256. VAN DER HULST R J, BOESCHOTEN E W, NIELSEN F W, et al. Ototoxicity monitoring with ultra-high frequency audiometry in peritoneal dialysis patients treated with vancomycin or gentamicin［J］. ORL J Otorhinolaryngol Relat Spec, 1991, 53（1）: 19-22.

257. JOHNSON D W. Do antibiotic levels need to be followed in treating peritoneal dialysis-associated peritonitis?［J］. Semin Dial, 2011, 24（4）: 445-446.

258. SINSWAT P, WU W J, SHA S H, et al. Protection from ototoxicity of intraperitoneal gentamicin in guinea pig［J］. Kidney Int, 2000, 58（6）: 2525-2532.

259. WARADY B A, REED L, MURPHY G, et al. Aminoglycoside ototoxicity in pediatric patients receiving long-term peritoneal dialysis［J］. Pediatr Nephrol, 1993, 7（2）: 178-181.

260. CHONG T K, PIRAINO B, BERNARDINI J. Vestibular toxicity due to gentamicin in peritoneal dialysis patients［J］. Perit Dial Int, 1991, 11（2）: 152-155.

261. TOKGOZ B, UCAR C, KOCYIGIT I, et al. Protective effect of N-acetylcysteine from drug-induced ototoxicity in uraemic patients with CAPD peritonitis［J］. Nephrol Dial Transplant, 2011, 26（12）: 4073-4078.

262. VURAL A, KOCYIGIT I, SAN F, et al. Long-term protective effect of N-acetylcysteine against amikacin-induced ototoxicity in end-stage renal disease: a Randomized Trial［J］. Perit Dial Int, 2018, 38（1）: 57-62.

263. KOCYIGIT I, VURAL A, UNAL A, et al. Preventing amikacin related ototoxicity with N-acetylcysteine in patients undergoing peritoneal dialysis［J］. Eur Arch Otorhinolaryngol, 2015, 272（10）: 2611-2620.

264. FELDMAN L, EFRATI S, EVIATAR E, et al. Gentamicin-induced ototoxicity in hemodialysis patients is ameliorated by N-acetylcysteine［J］. Kidney Int, 2007, 72（3）: 359-363.

265. KRANZER K, ELAMIN W F, COX H, et al. A systematic review and meta-analysis of the efficacy and safety of N-acetylcysteine in preventing aminoglycoside-induced ototoxicity: implications for the treatment of multidrug-resistant TB［J］. Thorax, 2015, 70（11）:

1070-1077.

266. KUSSMANN M, FERTH A, OBERMULLER M, et al. Compatibility of ciprofloxacin with commercial peritoneal dialysis solutions［J］. Sci Rep,2019,9（1）: 6512.

267. FERNANDEZ-VARON E, MARIN P, ESPUNY A, et al. Stability of moxifloxacin injection in peritoneal dialysis solution bags（Dianeal PD1 1.36% and Dianeal PD1 3.86%）［J］. J Clin Pharm Ther, 2006, 31（6）: 641-643.

268. KUSSMANN M, SCHUSTER L, WRENGER S, et al. Influence of different peritoneal dialysis fluids on the in vitro activity of cefepime, ciprofloxacin, ertapenem, meropenem and tobramycin against escherichia Coli［J］. Perit Dial Int, 2016, 36（6）: 662-668.

269. HOW P P, FISCHER J H, ARRUDA J A, et al. Effects of lanthanum carbonate on the absorption and oral bioavailability of ciprofloxacin［J］. Clin J Am Soc Nephrol, 2007, 2（6）: 1235-1240.

270. KAYS M B, OVERHOLSER B R, MUELLER B A, et al. Effects of sevelamer hydrochloride and calcium acetate on the oral bioavailability of ciprofloxacin［J］. Am J Kidney Dis, 2003, 42（6）: 1253-1259.

271. GOLPER T A, HARTSTEIN A I, MORTHLAND V H, et al. Effects of antacids and dialysate dwell times on multiple-dose pharmacokinetics of oral ciprofloxacin in patients on continuous ambulatory peritoneal dialysis ［J］. Antimicrob Agents Chemother, 1987, 31（11）: 1787-1790.

272. SO S W Y, CHEN L, WOO A Y H, et al. Stability and compatibility of antibiotics in peritoneal dialysis solutions［J］. Clin Kidney J, 2022, 15（6）:1071- 1078.

273. RANGANATHAN D, NAICKER S, WALLIS S C, et al. Stability of antibiotics for intraperitoneal administration in extraneal 7.5% icodextrin peritoneal dialysis bags（STAB Study）［J］. Perit Dial Int, 2016, 36（4）: 421-426.

274. DOOLEY D P, TYLER J R, WORTHAM W G, et al. Prolonged stability of antimicrobial activity in peritoneal dialysis solutions［J］. Perit Dial Int, 2003, 23（1）: 58-62.

275. DE VIN F, RUTHERFORD P, FAICT D. Intraperitoneal administration of drugs in peritoneal dialysis patients: a review of compatibility and guidance for clinical use［J］. Perit Dial Int,2009,29（1）: 5-15.

276. WILLIAMSON J C, VOLLES D F, LYNCH P L, et al. Stability of cefepime in peritoneal dialysis solution ［J］. Ann Pharmacother, 1999, 33（9）: 906-909.

277. DESLANDES G, GREGOIRE M, BOUQUIE R, et al. Stability and compatibility of antibiotics in peritoneal dialysis solutions applied to automated peritoneal dialysis in the pediatric population［J］. Perit Dial Int, 2016, 36（6）: 676-679.

278. MENDES K, HARMANJEET H, SEDEEQ M, et al. Stability of meropenem and piperacillin/tazobactam with heparin in various peritoneal dialysis solutions［J］. Perit Dial Int, 2018, 38（6）: 430-440.

279. HARMANJEET H, JANI H, ZAIDI S T R, et al. Stability of ceftolozane and tazobactam in different peritoneal dialysis solutions［J］. Perit Dial Int, 2020, 40（5）: 470-476.

280. FISH R, NIPAH R, JONES C, et al. Intraperitoneal vancomycin concentrations during peritoneal dialysis-associated peritonitis: correlation with serum levels［J］. Perit Dial Int, 2012, 32（3）: 332-338.

281. TRIYAWATANYU P, CHARIYAVILASKUL P, PHAISAL W, et al. Intraperitoneal cefazolin and ceftazidime during short-dwell exchange in peritoneal dialysis patients with peritonitis［J］. Perit Dial Int, 2020, 40（2）: 179-184.

282. EJLERSEN E, BRANDI L, LOKKEGAARD H, et al. Is initial（24 hours）lavage necessary in treatment of CAPD peritonitis?［J］. Perit Dial Int,1991,11（1）: 38-42.

283. WONG S S, LAU W Y, TSE Y Y, et al. Randomized controlled trial on adjunctive lavage for severe peritonitis ［J］. Perit Dial Int, 2019, 39（5）: 447-454.

284. DEMOULIN N, GOFFIN E. Intraperitoneal urokinase and oral rifampicin for persisting asymptomatic dialysate infection following acute coagulase-negative staphylococcus peritonitis［J］. Perit Dial Int, 2009, 29（5）: 548-553.

285. TONG M K, LEUNG K T, SIU Y P, et al. Use of intraperitoneal urokinase for resistant bacterial peritonitis in continuous ambulatory peritoneal dialysis［J］. J Nephrol, 2005, 18（2）: 204-208.

286. GADALLAH M F, TAMAYO A, SANDBORN M, et al. Role of intraperitoneal urokinase in acute peritonitis and prevention of catheter loss in peritoneal dialysis patients［J］. Adv Perit Dial, 2000, 16: 233-236.

287. INNES A, BURDEN R P, FINCH R G, et al. Treatment of resistant peritonitis in continuous ambulatory peritoneal dialysis with intraperitoneal urokinase: a double-blind clinical trial［J］. Nephrol Dial Transplant, 1994, 9（7）: 797-799.

288. WILLIAMS A J, BOLETIS I, JOHNSON B F, et al. Tenckhoff catheter replacement or intraperitoneal urokinase：a randomised trial in the management of recurrent continuous ambulatory peritoneal dialysis （CAPD）peritonitis［J］. Perit Dial Int, 1989, 9（1）: 65-67.

289. VLAANDEREN K, BOS H J, DE FIJTER C W, et al. Short dwell times reduce the local defence mechanism of chronic peritoneal dialysis patients［J］. Nephron, 1991, 57（1）: 29-35.

290. CHOW K M, SZETO C C, KWAN B C, et al. Randomized controlled study of icodextrin on the treatment of peritoneal dialysis patients during acute peritonitis［J］. Nephrol Dial Transplant,2014,29（7）: 1438-1443.

291. CHOW K M, SZETO C C, CHEUNG K K, et al. Predictive value of dialysate cell counts in peritonitis complicating peritoneal dialysis［J］. Clin J Am Soc Nephrol, 2006, 1（4）: 768-773.

292. NOCHAIWONG S, RUENGORN C, KOYRATKOSON K, et al. A clinical risk prediction tool for peritonitis-associated treatment failure in peritoneal dialysis patients［J］. Sci Rep, 2018, 8（1）: 14797.

293. CHOI P, NEMATI E, BANERJEE A, et al. Peritoneal dialysis catheter removal for acute peritonitis: a retrospective analysis of factors associated with catheter removal and prolonged postoperative hospitalization［J］. Am J Kidney Dis, 2004, 43（1）: 103-111.

294. LU W, KWAN B C, CHOW K M, et al. Peritoneal dialysis-related peritonitis caused by Pseudomonas species: Insight from a post-millennial case series［J］. PLoS One, 2018, 13（5）: e0196499.

295. XU R, CHEN Y, LUO S, et al. Clinical characteristics and outcomes of peritoneal dialysis-related peritonitis with different trends of change in effluent white cell count: a longitudinal study［J］. Perit Dial Int, 2013, 33（4）: 436-444.

296. TANTIYAVARONG P, TRAITANON O, CHUENGSAMAN P, et al. Dialysate white blood cell change after initial antibiotic treatment represented the patterns of response in peritoneal dialysis-related peritonitis［J］. Int J Nephrol, 2016, 2016: 6217135.

297. SZETO C C, KWAN B C, CHOW K M, et al. Recurrent and relapsing peritonitis: causative organisms and response to treatment［J］. Am J Kidney Dis, 2009, 54（4）: 702-710.

298. BURKE M, HAWLEY C M, BADVE S V, et al. Relapsing and recurrent peritoneal dialysis-associated peritonitis: a multicenter registry study［J］. Am J Kidney Dis, 2011, 58（3）: 429-436.

299. SZETO C C, KWAN B C, CHOW K M, et al. Repeat peritonitis in peritoneal dialysis: retrospective review of 181 consecutive cases［J］. Clin J Am Soc Nephrol, 2011, 6（4）: 827-833.

300. THIRUGNANASAMBATHAN T, HAWLEY C M, BADVE S V, et al. Repeated peritoneal dialysis-associated peritonitis: a multicenter registry study［J］. Am J Kidney Dis, 2012, 59（1）: 84-91.

301. REIS M, RIBEIRO C, GOMES A M, et al. Repeat and relapsing peritonitis microbiological trends and outcomes: a 21-year single-center experience［J］. Int J Nephrol, 2021, 2021: 6662488.

302. SWARTZ R, MESSANA J, REYNOLDS J, et al. Simultaneous catheter replacement and removal in refractory peritoneal dialysis infections［J］. Kidney Int, 1991, 40（6）: 1160-1165.

303. CRABTREE J H, SIDDIQI R A. Simultaneous catheter replacement for infectious and mechanical complications without interruption of peritoneal dialysis［J］. Perit Dial Int, 2016, 36（2）: 182-187.

304. VIRON C, LOBBEDEZ T, LANOT A, et al. Simultaneous removal and reinsertion of the pd catheter in relapsing peritonitis［J］. Perit Dial Int,2019,39（3）: 282-288.

305. SZETO C C, NG J K, WING-SHING FUNG W, et al. Extended antibiotic therapy for the prevention of relapsing and recurrent peritonitis in peritoneal dialysis patients: a randomized controlled trial［J］. Clin Kidney J, 2021, 14（3）: 991-997.

306. SZETO C C, LAI K B, KWAN B C, et al. Bacteria-derived DNA fragment in peritoneal dialysis effluent as a predictor of relapsing peritonitis［J］. Clin J Am Soc Nephrol, 2013, 8（11）: 1935-1941.

307. CAMARGO C H, CUNHA MDE L, CARAMORI J C, et al. Peritoneal dialysis-related peritonitis due to coagulase-negative Staphylococcus: a review of 115 cases in a Brazilian center［J］. Clin J Am Soc Nephrol, 2014, 9（6）: 1074-1081.

308. PRASAD J M, NEGRON O, DU X, et al. Host fibrinogen drives antimicrobial function in Staphylococcus aureus peritonitis through bacterial-mediated prothrombin activation［J］. Proc Natl Acad Sci U S A, 2021, 118（1）: e2009837118.

309. CHEN H C, SHIEH C C, SUNG J M. Increasing staphylococcus species resistance in peritoneal dialysis-

related peritonitis over a 10-year period in a single taiwanese center［J］. Perit Dial Int, 2018, 38（4）: 266-270.

310. KITTERER D, LATUS J, POHLMANN C, et al. Microbiological surveillance of peritoneal dialysis associated peritonitis: antimicrobial susceptibility profiles of a referral center in GERMANY over 32 years ［J］. PLoS One, 2015, 10（9）: e0135969.

311. WANG H H, HUANG C H, KUO M C, et al. Microbiology of peritoneal dialysis-related infection and factors of refractory peritoneal dialysis related peritonitis: a ten-year single-center study in Taiwan［J］. J Microbiol Immunol Infect, 2019, 52（5）: 752-759.

312. SZETO C C, KWAN B C, CHOW K M, et al. Coagulase negative staphylococcal peritonitis in peritoneal dialysis patients: review of 232 consecutive cases ［J］. Clin J Am Soc Nephrol, 2008, 3（1）: 91-97.

313. HEYWOOD A, BARGMAN J M. Coagulase-negative staphylococcal peritonitis: outcomes of cephalosporin-resistant strains ［J］. Adv Perit Dial, 2010, 26: 34-36.

314. FAHIM M, HAWLEY C M, MCDONALD S P, et al. Coagulase-negative staphylococcal peritonitis in Australian peritoneal dialysis patients: predictors, treatment and outcomes in 936 cases［J］. Nephrol Dial Transplant, 2010, 25（10）: 3386-3392.

315. MITRA A, TEITELBAUM I. Is it safe to simultaneously remove and replace infected peritoneal dialysis catheters? Review of the literature and suggested guidelines ［J］. Adv Perit Dial, 2003, 19: 255-259.

316. HAIVAS C D, TEITELBAUM I. Eradication of repeated episodes of coagulase-negative staphylococcus peritonitis: a multipronged approach［J］. Perit Dial Int, 2019, 39（6）: 568-570.

317. SZETO C C, CHOW K M, KWAN B C, et al. Staphylococcus aureus peritonitis complicates peritoneal dialysis: review of 245 consecutive cases［J］. Clin J Am Soc Nephrol, 2007, 2（2）: 245-251.

318. GOVINDARAJULU S, HAWLEY C M, MCDONALD S P, et al. Staphylococcus aureus peritonitis in Australian peritoneal dialysis patients: predictors, treatment, and outcomes in 503 cases［J］. Perit Dial Int, 2010, 30（3）: 311-319.

319. TOBUDIC S, KERN S, KUSSMANN M, et al. Effect of peritoneal dialysis fluids on activity of teicoplanin against methicillin-resistant staphylococcus aureus biofilm ［J］. Perit Dial Int, 2019, 39（3）: 293-294.

320. O'SHEA S, HAWLEY C M, MCDONALD S P, et al. Streptococcal peritonitis in Australian peritoneal dialysis patients: predictors, treatment and outcomes in 287 cases ［J］. BMC Nephrol, 2009, 10: 19.

321. SANTOS J E, RODRIGUEZ MAGARINOS C, GARCIA GAGO L, et al. Long-term trends in the incidence of peritoneal dialysis-related peritonitis disclose an increasing relevance of streptococcal infections: A longitudinal study ［J］. PLoS One, 2020, 15（12）: e0244283.

322. LIU Y, CHENG B C, LIU J W, et al. Viridans streptococcus peritonitis in peritoneal dialysis: clinical characteristics and comparison with concurrent polymicrobial infection ［J］. BMC Nephrol, 2018, 19（1）: 271.

323. CHAO C T, LEE S Y, YANG W S, et al. Viridans streptococci in peritoneal dialysis peritonitis: clinical courses and long-term outcomes ［J］. Perit Dial Int, 2015, 35（3）: 333-341.

324. HTAY H, CHO Y, PASCOE E M, et al. Outcomes of corynebacterium peritonitis: a multicenter registry analysis ［J］. Perit Dial Int, 2017, 37（6）: 619-626.

325. BARRACLOUGH K, HAWLEY C M, MCDONALD S P, et al. Corynebacterium peritonitis in Australian peritoneal dialysis patients: predictors, treatment and outcomes in 82 cases ［J］. Nephrol Dial Transplant, 2009, 24（12）: 3834-3839.

326. SZETO C C, CHOW K M, CHUNG K Y, et al. The clinical course of peritoneal dialysis-related peritonitis caused by Corynebacterium species ［J］. Nephrol Dial Transplant, 2005, 20（12）: 2793-2796.

327. SCHIFFL H, MUCKE C, LANG S M. Exit-site infections by non-diphtheria corynebacteria in CAPD ［J］. Perit Dial Int, 2004, 24（5）: 454-459.

328. MCMULLEN A R, ANDERSON N, WALLACE M A, et al. When good bugs go bad: epidemiology and antimicrobial resistance profiles of corynebacterium striatum, an emerging multidrug-resistant, opportunistic pathogen ［J］. Antimicrob Agents Chemother, 2017, 61（11）e01111-e01117.

329. EDEY M, HAWLEY C M, MCDONALD S P, et al. Enterococcal peritonitis in Australian peritoneal dialysis patients: predictors, treatment and outcomes in 116 cases ［J］. Nephrol Dial Transplant, 2010, 25（4）: 1272-1278.

330. NZANA V B, ROHIT A, GEORGE D, et al. Twenty-one episodes of peritonitis in a continuous

ambulatory peritoneal dialysis patient：What is the root cause?［J］．Indian J Med Microbiol，2018，36（2）：282-284.

331．PIRAINO B．Peritoneal dialysis catheter replacement："save the patient and not the catheter"［J］．Semin Dial，2003，16（1）：72-75.

332．YEUNG C S，CHEUNG C Y，CHAN Y H，et al．Risk factors and outcomes of vancomycin-resistant enterococcus colonization in patients on peritoneal dialysis：a single-center study in hong kong［J］．Perit Dial Int，2017，37（5）：556-561.

333．ZACHARIOUDAKIS I M，ZERVOU F N，ZIAKAS P D，et al．Vancomycin-resistant enterococci colonization among dialysis patients：a meta-analysis of prevalence，risk factors，and significance［J］．Am J Kidney Dis，2015，65（1）：88-97.

334．BAILEY E M，FABER M D，NAFZIGER D A．Linezolid for treatment of vancomycin-resistant enterococcal peritonitis［J］．Am J Kidney Dis，2001，38（4）：E20.

335．HASSOUN A A，COOMER R W，MENDEZ-VIGO L．Intraperitoneal daptomycin used to successfully treat vancomycin-resistant enterococcus peritonitis［J］．Perit Dial Int，2009，29（6）：671-673.

336．TROIDLE L，KLIGER A S，GORBAN-BRENNAN N，et al．Nine episodes of CPD-associated peritonitis with vancomycin resistant enterococci［J］．Kidney Int，1996，50（4）：1368-1372.

337．JOHNSON C A，TAYLOR CA 3RD，ZIMMERMAN S W，et al．Pharmacokinetics of quinupristin-dalfopristin in continuous ambulatory peritoneal dialysis patients［J］．Antimicrob Agents Chemother，1999，43（1）：152-156.

338．SIVA B，HAWLEY C M，MCDONALD S P，et al．Pseudomonas peritonitis in Australia：predictors，treatment，and outcomes in 191 cases［J］．Clin J Am Soc Nephrol，2009，4（5）：957-964.

339．SZETO C C，CHOW K M，LEUNG C B，et al．Clinical course of peritonitis due to Pseudomonas species complicating peritoneal dialysis：a review of 104 cases［J］．Kidney Int，2001，59（6）：2309-2315.

340．HTAY H，CHO Y，PASCOE E M，et al．Outcomes of acinetobacter peritonitis in peritoneal dialysis patients：a multicenter registry analysis［J］．Perit Dial Int，2018，38（4）：257-265.

341．LI PH，CHENG V C，YIP T，et al．Epidemiology and clinical characteristics of acinetobacter peritoneal dialysis-related peritonitis in hong kong-with a perspective on multi-drug and carbapenem resistance［J］．Perit Dial Int，2017，37（2）：177-182.

342．TAYLOR G，MCKENZIE M，BUCHANAN-CHELL M，et al．Peritonitis due to Stenotrophomonas maltophilia in patients undergoing chronic peritoneal dialysis［J］．Perit Dial Int，1999，19（3）：259-262.

343．TZANETOU K，TRIANTAPHILLIS G，TSOUTSOS D，et al．Stenotrophomonas maltophilia peritonitis in CAPD patients：susceptibility to antibiotics and treatment outcome：a report of five cases［J］．Perit Dial Int，2004，24（4）：401-404.

344．SZETO C C，LI P K，LEUNG C B，et al．Xanthomonas maltophilia peritonitis in uremic patients receiving continuous ambulatory peritoneal dialysis［J］．Am J Kidney Dis，1997，29（1）：91-95.

345．ABBOTT I J，PELEG A Y．Stenotrophomonas，Achromobacter，and nonmelioid Burkholderia species：antimicrobial resistance and therapeutic strategies［J］．Semin Respir Crit Care Med，2015，36（1）：99-110.

346．BROWN G R．Cotrimoxazole - optimal dosing in the critically ill［J］．Ann Intensive Care，2014，4：13.

347．JUNCO S J，BOWMAN M C，TURNER R B．Clinical outcomes of Stenotrophomonas maltophilia infection treated with trimethoprim/sulfamethoxazole，minocycline，or fluoroquinolone monotherapy［J］．Int J Antimicrob Agents，2021，58（2）：106367.

348．KO J H，KANG C I，CORNEJO-JUAREZ P，et al．Fluoroquinolones versus trimethoprim-sulfamethoxazole for the treatment of Stenotrophomonas maltophilia infections：a systematic review and meta-analysis［J］．Clin Microbiol Infect，2019，25（5）：546-554.

349．WU H，YI C，ZHANG D，et al．Changes of antibiotic resistance over time among Escherichia coli peritonitis in Southern China［J］．Perit Dial Int，2022，42（2）：218-222.

350．JARVIS E M，HAWLEY C M，MCDONALD S P，et al．Predictors，treatment，and outcomes of non-Pseudomonas Gram-negative peritonitis［J］．Kidney Int，2010，78（4）：408-414.

351．HSUEH P R，BADAL R E，HAWSER S P，et al．Epidemiology and antimicrobial susceptibility profiles of aerobic and facultative Gram-negative bacilli isolated from patients with intra-abdominal infections in the Asia-Pacific region：2008 results from SMART（Study for Monitoring Antimicrobial Resistance Trends）［J］．Int J Antimicrob Agents，2010，36（5）：408-414.

352．DIAS R C B，VIEIRA M A，MORO A C，et al．Characterization of Escherichia coli obtained from patients undergoing peritoneal dialysis and diagnosed with peritonitis in a Brazilian centre［J］. J Med Microbiol, 2019, 68（9）: 1330-1340.

353. LIN W H, TSENG C C, WU A B, et al. Clinical and microbiological characteristics of peritoneal dialysis-related peritonitis caused by Escherichia coli in southern Taiwan［J］. Eur J Clin Microbiol Infect Dis, 2018, 37（9）: 1699-1707.

354. WANG T Z, KODIYANPLAKKAL R P L, CALFEE D P. Antimicrobial resistance in nephrology［J］. Nat Rev Nephrol, 2019, 15（8）: 463-481.

355. IREDELL J, BROWN J, TAGG K. Antibiotic resistance in Enterobacteriaceae: mechanisms and clinical implications［J］. BMJ, 2016, 352: h6420.

356. HUGHES S, GILCHRIST M, HEARD K, et al. Treating infections caused by carbapenemase-producing Enterobacterales（CPE）: a pragmatic approach to antimicrobial stewardship on behalf of the UKCPA Pharmacy Infection Network（PIN）［J］. JAC Antimicrob Resist, 2020, 2（3）: dlaa075.

357. MA T K, CHOW K M, KWAN B C, et al. Peritoneal-dialysis related peritonitis caused by Gordonia species: report of four cases and literature review［J］. Nephrology（Carlton）, 2014, 19（7）: 379-383.

358. LAM J Y, WU A K, LEUNG W S, et al. Gordonia species as emerging causes of continuous-ambulatory-peritoneal-dialysis-related peritonitis identified by 16S rRNA and secA1 gene sequencing and matrix-assisted laser desorption ionization-time of flight mass spectrometry（MALDI-TOF MS）［J］. J Clin Microbiol, 2015, 53（2）: 671-676.

359. POLIQUIN P G, LAGACE-WIENS P, VERRELLI M, et al. Pasteurella species peritoneal dialysis-associated peritonitis: Household pets as a risk factor［J］. Can J Infect Dis Med Microbiol, 2015, 26（1）: 52-55.

360. HARWELL C M, NEWMAN L N, CACHO C P, et al. Abdominal catastrophe: visceral injury as a cause of peritonitis in patients treated by peritoneal dialysis［J］. Perit Dial Int, 1997, 17（6）: 586-594.

361. TRINH E, BARGMAN J M. Utility of abdominal imaging in peritoneal dialysis patients presenting with peritonitis［J］. Can J Kidney Health Dis, 2020, 7: 2054358120964115.

362. SZETO C C, CHOW K M, WONG T Y, et al. Conservative management of polymicrobial peritonitis complicating peritoneal dialysis--a series of 140 consecutive cases［J］. Am J Med, 2002, 113（9）: 728-733.

363. RIBERA-SANCHEZ R, PEREZ-FONTAN M, LOPEZ-IGLESIAS A, et al. Comprehensive approach to peritoneal dialysis-related peritonitis by enteric microorganisms. comparison between single organism and polymicrobial infections［J］, Perit Dial Int, 2018, 38（2）: 139-146.

364. NADEAU-FREDETTE A C, BARGMAN J M. Characteristics and outcomes of fungal peritonitis in a modern North American cohort［J］. Perit Dial Int, 2015, 35（1）: 78-84.

365. CHANG T I, KIM H W, PARK J T, et al. Early catheter removal improves patient survival in peritoneal dialysis patients with fungal peritonitis: results of ninety-four episodes of fungal peritonitis at a single center［J］. Perit Dial Int, 2011, 31（1）: 60-66.

366. GIACOBINO J, MONTELLI A C, BARRETTI P, et al. Fungal peritonitis in patients undergoing peritoneal dialysis（PD）in Brazil: molecular identification, biofilm production and antifungal susceptibility of the agents［J］. Med Mycol, 2016, 54（7）: 725-732.

367. TOBUDIC S, HARRISON N, FORSTNER C, et al. Effect of peritoneal dialysis fluids on activity of echinocandins against Candida spp. biofilm［J］. Med Mycol, 2017, 55（7）: 790-793.

368. PENG L W, LIEN Y H. Pharmacokinetics of single, oral-dose voriconazole in peritoneal dialysis patients［J］. Am J Kidney Dis, 2005, 45（1）: 162-166.

369. DOTIS J, KONDOU A, KOUKLOUMPERI E, et al. Aspergillus peritonitis in peritoneal dialysis patients: A systematic review［J］. J Mycol Med, 2020, 30（4）: 101037.

370. MILES R, HAWLEY C M, MCDONALD S P, et al. Predictors and outcomes of fungal peritonitis in peritoneal dialysis patients［J］. Kidney Int, 2009, 76（6）: 622-628.

371. BUNKE M, BRIER M E, GOLPER T A. Culture-negative CAPD peritonitis: the Network 9 Study［J］. Adv Perit Dial, 1994, 10: 174-178.

372. HTAY H, CHO Y, PASCOE E M, et al. Multicentre registry data analysis comparing outcomes of culture-negative peritonitis and different subtypes of culture-positive peritonitis in peritoneal dialysis patients［J］. Perit Dial Int, 2020, 40（1）: 47-56.

373. CHEN K H, CHANG C T, WENG S M, et al. Culture-negative peritonitis: a fifteen-year review［J］. Ren Fail, 2007, 29（2）: 177-181.

374. AKPOLAT T. Tuberculous peritonitis［J］. Perit Dial Int, 2009, 29 Suppl 2: S166-169.

375. TALWANI R, HORVATH J A. Tuberculous peritonitis in patients undergoing continuous ambulatory peritoneal dialysis: case report and review [J]. Clin Infect Dis, 2000, 31（1）: 70-75.

376. THOMSON B K A, STEPHEN V, BOGDAN M. Mycobacterium tuberculosis peritonitis in peritoneal dialysis patients: a scoping review [J]. Nephrology（Carlton）, 2021.

377. AL SAHLAWI M, BARGMAN J M, PERL J. Peritoneal dialysis-associated peritonitis: suggestions for management and mistakes to avoid [J]. Kidney Med, 2020, 2（4）: 467-475.

378. LYE W C. Rapid diagnosis of Mycobacterium tuberculous peritonitis in two continuous ambulatory peritoneal dialysis patients, using DNA amplification by polymerase chain reaction [J]. Adv Perit Dial, 2002, 18: 154-157.

379. AHN C, OH K H, KIM K, et al. Effect of peritoneal dialysis on plasma and peritoneal fluid concentrations of isoniazid, pyrazinamide, and rifampin [J]. Perit Dial Int, 2003, 23（4）: 362-367.

380. SI M, LI H, CHEN Y, et al. Ethambutol and isoniazid induced severe neurotoxicity in a patient undergoing continuous ambulatory peritoneal dialysis [J]. BMJ Case Rep, 2018, 2018.

381. WASHIDA N, ITOH H. The role of non-tuberculous mycobacteria in peritoneal dialysis-related infections: a literature review [J]. Contrib Nephrol, 2018, 196: 155-161.

382. FUNG W W, CHOW K M, LI P K, et al. Clinical course of peritoneal dialysis-related peritonitis due to non-tuberculosis mycobacterium-A single centre experience spanning 20 years [J]. Perit Dial Int, 2022, 42（2）: 204-211.

383. JIANG S H, ROBERTS D M, CLAYTON P A, et al. Non-tuberculous mycobacterial PD peritonitis in Australia [J]. Int Urol Nephrol, 2013, 45（5）: 1423-1428.

384. BNAYA A, WIENER-WELL Y, SOETENDORP H, et al. Nontuberculous mycobacteria infections of peritoneal dialysis patients: A multicenter study [J]. Perit Dial Int, 2021, 41（3）: 284-291.

385. RENAUD C J, SUBRAMANIAN S, TAMBYAH P A, et al. The clinical course of rapidly growing nontuberculous mycobacterial peritoneal dialysis infections in Asians: A case series and literature review [J]. Nephrology（Carlton）, 2011, 16（2）: 174-179.

386. IMAM O, AL-ZUBAIDI K, JANAHI M, et al. Peritoneal dialysis associated peritonitis caused by Mycobacterium abscessus in Children a Case Report[J]. Open Forum Infect Dis, 2021, 8（1）: ofaa579.

387. KOJYA S, SHIOHIRA H, SUNAGAWA Y, et al. Therapeutic drug monitoring in peritoneal dialysis: a case of nontuberculous mycobacterium catheter-related infection treated with amikacin [J]. Clin Case Rep, 2020, 8（6）: 995-998.

388. SONG Y, WU J, YAN H, et al. Peritoneal dialysis-associated nontuberculous mycobacterium peritonitis: a systematic review of reported cases [J]. Nephrol Dial Transplant, 2012, 27（4）: 1639-1644.

389. UNSAL A, AHBAP E, BASTURK T, et al. Tuberculosis in dialysis patients: a nine-year retrospective analysis [J]. J Infect Dev Ctries, 2013, 7（3）: 208-213.

390. BONOMINI M, BORRAS F E, TROYA-SABORIDO M, et al. Proteomic research in peritoneal dialysis [J]. Int J Mol Sci, 2020, 21（15）.

391. TAKEUCHI T, OHNO H, SATOH-TAKAYAMA N. Understanding the immune signature fingerprint of peritoneal dialysis-related peritonitis [J]. Kidney Int, 2017, 92（1）: 16-18.

392. VERMA A, CHITALIA V C, WAIKAR S S, et al. Machine learning applications in nephrology: a bibliometric analysis comparing kidney studies to other medicine subspecialities[J]. Kidney Med, 2021, 3（5）: 762-767.

393. FUNG W W, LI P K. Recent advances in novel diagnostic testing for peritoneal dialysis-related peritonitis [J]. Kidney Res Clin Pract, 2022, 41（2）: 156-164.

394. BENNETT P N, BOHM C, HARASEMIW O, et al. Physical activity and exercise in peritoneal dialysis: International Society for Peritoneal Dialysis and the Global Renal Exercise Network practice recommendations [J]. Perit Dial Int, 2022, 42（1）: 8-24.